这里有**精准**调控血糖的 **绝佳方案**

明明白白调血糖

——控糖必修九堂课

U0302817

主编　纪立农　安凌王

编者（按姓氏笔画排序）

刘晨辉　汤　虹

安凌王　纪立农

杨显钦　徐慧君

科学出版社

内 容 简 介

纪立农教授和安凌王医师主编的这本有关如何调控 1 型糖尿病的科普书，设计了九堂课，开篇从影响血糖的几个重要因素着手，深入浅出地介绍了有关 1 型糖尿病患者的饮食管理、合理使用胰岛素、如何运动等，同时分享了许多实用性控糖技巧。

本书内容丰富，理论与实践相结合，图文并茂，适合临床医师、护理人员、营养师、关注 1 型糖尿病照护的人员阅读学习，也是 1 型糖尿病患者的自我照护宝典。

图书在版编目（CIP）数据

明明白白调血糖：控糖必修九堂课 / 纪立农，安凌王主编 . —北京：科学出版社，2020.5

ISBN 978-7-03-064242-4

Ⅰ . ①明 ⋯ Ⅱ . ①纪 ⋯ ②安 ⋯ Ⅲ . ①糖尿病 – 诊疗 Ⅳ . ① R587.1

中国版本图书馆 CIP 数据核字（2020）第 017695 号

责任编辑：王灵芳 / 责任校对：郭瑞芝
责任印制：赵 博 / 封面设计：蓝正广告

科学出版社出版

北京东黄城根北街 16 号
邮政编码：100717
http://www.sciencep.com

北京中科印刷有限公司印刷
科学出版社发行　各地新华书店经销
*
2020 年 5 月第 一 版　开本：880×1230　1/32
2025 年 3 月第十二次印刷　印张：6
字数：161 000
定价：58.00 元
（如有印装质量问题，我社负责调换）

主编简介

纪立农　北京大学人民医院内分泌科主任，北京大学糖尿病中心主任、博士研究生导师。曾任中华医学会糖尿病学分会主任委员，中国医师协会内分泌代谢科医师分会副会长，世界卫生组织糖尿病定义、诊断和分型委员会顾问，国际糖尿病联盟副主席，现任国际糖尿病联盟亚太地区主席。主要致力于糖尿病的临床和基础研究。主持或参与的1型糖尿病相关指南编写包括：《中国1型糖尿病诊治指南》《中国胰岛素泵治疗指南》《中国糖尿病药物注射技术指南》《中国动态血糖监测临床应用指南》《中华医学会糖尿病学分会关于成人隐匿性自身免疫糖尿病（LADA）诊疗的共识》等。多年来一直关注1型糖尿病管理，曾牵头启动"中国1型糖尿病3C研究项目"，调查1型糖尿病患者管理现状，并深夜奋笔疾书呼吁关爱1型糖尿病患者，带领团队开展"甜蜜夏令营"探讨1型糖尿病患者自我管理教育与支持新模式。

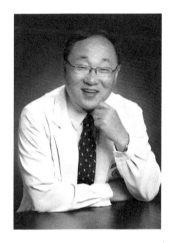

主编简介

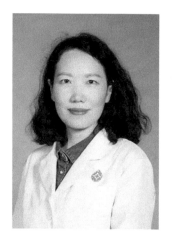

安凌王　北京大学内分泌专业临床医学博士，师从知名内分泌专家纪立农教授，曾工作于黑龙江大庆油田总医院、黑龙江大庆龙南医院，目前是班廷糖尿病医生集团合伙人，北京瑞京糖尿病医院副院长。有20余年临床工作、医生教育和患者教育经验，发表多篇内分泌代谢疾病方面的论文，参与多部专业书籍的编撰及翻译，并多次参与国际和国内会议上有关糖尿病自我管理教育与支持的学术交流。近5年来关注糖尿病共同照护、决策共享、最小破坏化医疗等前沿糖尿病教育管理理念，并开始重新思考医患沟通方式及糖尿病自我管理教育与支持。

编者简介

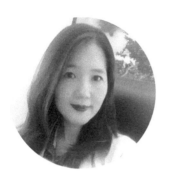

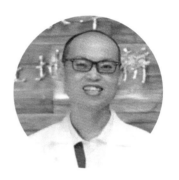

徐慧君 高雄医学大学护理学博士、美国北卡罗来纳州立大学教堂山分校访问学者，中国台湾李氏联合诊所管理中心副主任、辅英科技大学助理教授

杨显钦 台湾大学心理学研究所临床心理学组硕士，中国台湾李氏联合诊所临床心理师

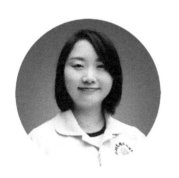

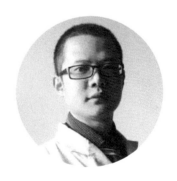

汤　虹 班廷糖尿病医生集团糖尿病教育者、三级健康管理师

刘晨辉 班廷糖尿病医生集团临床营养师、运动治疗师

这是一群被人遗忘的人！

他们小小年纪就要每天在肚皮上打针，在手指上测血糖，向身边人隐瞒自己的身份，在学校像做错了事一样胆战心惊……但即便这般努力和小心，他们的健康依然不理想：他们大多数人都会出现低血糖，很多人都有过酮症酸中毒的经历，父母都很焦虑。

他们有一个共同的属性——都患有 1 型糖尿病。

但事实上，1 型"糖友"完全可以控制好自己的健康，他们只是身体缺少胰岛素，只是在我们每天需要吃饭喝水的基础上加上胰岛素而已。当然，为了让胰岛素与吃饭、运动等匹配好，他们需要更多的学习。

本书就是帮助 1 型"糖友"学习并了解自身血糖变化规律，胰岛素使用技巧，包括吃高糖类、高蛋白或高脂肪食物时，如何使用胰岛素；在餐前和餐后高血糖时，要如何调整胰岛素；在发生低血糖时，除了要及时应对，还要反思如何调整自己的治疗方案，以预防未来的低血糖。

在运动相关的章节中，将运动分为升高血糖的运动和降低血糖的运动，有关运动前、中、后的注意事项和适宜的应对措施，都有详细解说，具有很强的参考价值。在胰岛素泵和动态血糖监测章节，用图表和案例指导 1 型糖尿病患者学习看懂血糖波动曲线的提示，并用计算的方法精准调整胰岛素。

虽然该书读起来有些"烧脑"，但毋庸置疑，它具有特色鲜明的实用性和可操作性。而且正因为这些知识有些"烧脑"，我更加觉得 1 型糖尿病孩子值得我们佩服和更好地关爱，因为他们除了像其他小朋友一样学习好课堂知识外，还要学习健康知识，还要在饮食和运动上比其他小朋友付出更多，当然，付出和收获是成正比的。

相信本书的出版，能让更多的 1 型糖尿病孩子获得快乐和健康。

愿所有的孩子都被温柔以待！

中国人民解放军总医院内分泌科　陆菊明

2019 年 10 月于北京

最近十余年，我们一直非常关注 1 型糖尿病患者这个群体，希望能够给他们更多帮助。之前针对中国 1 型糖尿病患者的调查数据和临床实践发现，很多糖尿病患者血糖控制不够好，治疗方案也不是很规范。尽管良好的血糖控制能够减少并发症发生风险，但 1 型糖尿病患者因为自身胰岛素分泌缺乏，再加上有许多影响血糖变化的因素，这些因素需要完全靠人工调控去应对，一旦应对不当或不及时，血糖就会发生剧烈波动，所以 1 型糖尿病患者的控糖之路并不容易，也不轻松。

目前我国已经有一些指导 1 型糖尿病患者自我照护的内容丰富、系统完整的科普图书，但本书的特色是围绕与血糖相关的几个重要影响因素进行讲解，指导 1 型糖尿病患者学习根据血糖水平和进餐情况使用胰岛素，同时也学习如何应对其他因素，更灵活地使用胰岛素。在本书中，我们一共安排了九堂课，为了方便读者理解，还穿插了很多图表。我们希望读者们能够了解，只要经过一段时间的学习和实践，您就能成为 1 型糖尿病的血糖管理专家，而不是总感到学海无涯，需要把无限精力都用在学习上。

1 型糖尿病患者之间常会传递和分享一些控糖技巧，一些做法曾经令我们感到惊奇，我们希望在确保符合当下医学知识和有明确循证证据的前提下，给大家提供更多理论知识和实用技巧。但与此同时，我们也郑重提醒读者，胰岛素的治疗因人而异，需要个体化制订，同时人们的理解力也可能存在偏差，因此与专业医师的面对面诊疗和沟通不可或缺。

　　这本书不仅适用于 1 型糖尿病患者和他们的照护者，还适合临床医师、护理人员、营养师和关注 1 型糖尿病照护技术的人员，希望我们一起携手改善 1 型糖尿病的治疗。

纪立农　安凌王

2019 年 10 月于北京

目　录

第一课 | 激素与血糖

——细说血糖波动的秘密

　　1型糖尿病患者，由于自身不能产生胰岛素，需要用外源胰岛素来"匹配"饮食、运动和其他情况时激素的变化。

　　学习血糖调控，其实就是学习胰岛素的使用，以及食物和运动的"匹配"。

一、血糖与影响血糖的激素

1. 血糖

我们可以感觉到自己的呼吸和心跳，但却感觉不出血糖的变化。但实际上，血糖也和呼吸与心跳一样，是一种与生俱来的存在。就像用手触摸脸颊可以感觉皮肤的光滑或粗糙，温暖或是冰冷，在一些设备的帮助下，我们可以监测到自己的血糖水平。如图1-1，就是使用一种叫作"瞬感"的实时动态葡萄糖监测系统监测到的血糖变化。

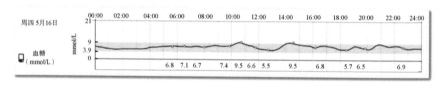

图 1-1　"瞬感"血糖监测系统的血糖曲线

包括"瞬感"在内的动态葡萄糖监测系统，监测的是皮下组织间液葡萄糖相关的一些电信号，这些电信号代表着组织间液的"葡萄糖"浓度，经过数学运算处理可以用来反映血糖水平。为了方便读者理解，本文中对动态葡萄糖曲线的描述和分析一律使用"血糖"一词。

夜间，在干扰因素较少的情况下，血糖会相对平稳。白天，由于受饮食、运动及其他因素的影响，血糖会发生波动。进餐后，肠道葡萄糖吸收入血，血糖逐渐上升，吸收完毕，血糖也逐渐回归到进餐前的水平。在运动时，我们的肌肉需要更多能量，心跳和血流加快，血糖也会有所上升。没有糖尿病的人，血糖可以上升 2mmol/L 以上[1]。休息之后，血糖逐渐下降。

血糖这种变化，是人体调控血糖的各种激素与食物和运动进行平衡的结果。其中让血糖降低的激素，叫作"胰岛素"。血流循环不息，日夜不停，人体内的血糖与胰岛素也相伴相随，循环往复。就像太阳落下，却没有掉到地面，潮水退下，并没有没入沙里，血糖降下去，也不会消失为零，胰岛素和各种升糖激素，无论白天还是黑夜，一直都存在。

由于胰岛素的产生量可以随着饮食、运动对体内血糖的影响不同而灵活调节，所以我们的血糖既不会太高，也不会太低。如果把血糖控制在一个合适的范围内，我们的身体会感觉轻松。如果血糖控制得不够好，无论高还是低，我们都会感觉到不舒服。

在高血糖时，人们可能会感觉到口干、口渴、饥饿、头晕、看东西模糊；在低血糖时，人们会感觉心慌、出汗、手抖等，也会感觉饥饿，发生严重低血糖时还可能会导致昏迷。

1 型糖尿病患者，由于自身不能产生胰岛素，需要用外来胰岛素来"匹配"饮食、运动和其他情况时激素的变化。

学习血糖调控，其实就是学习胰岛素的使用，以及胰岛素与食物和运动的匹配。

2. 影响血糖的激素

胰岛素是身体内唯一降低血糖的激素，由位于我们上腹部一个叫作"胰腺"的脏器分泌。胰腺里面有很多小岛，叫作"胰岛"，胰岛里面有几种细胞，分泌胰岛素的是 β 细胞，分泌胰高血糖素的是 α 细胞。胰岛素降低血糖，胰高血糖素升高血糖。身体内还有一些能够升高血糖的激素，如生长激素、皮质醇、肾上腺素等。

在夜间，当我们躺到床上睡觉，此时晚饭吃的食物已经吸收完毕，我们的体能也从白天的运动状态中恢复过来，这时血糖的平衡，主要是胰岛素与生长激素和皮质醇的平衡。生长激素水平，在入睡后就会增加，无论是白天睡眠还是晚上睡眠，高峰在入睡后的 2 小时内出现 [2]，但熬夜的人，生长激素分泌紊乱，会有多个小高峰 [3]（图 1-2）。

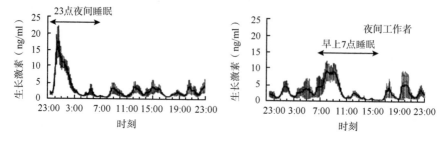

图 1-2　睡眠与生长激素分泌的关系

1 型糖尿病青少年的生长激素，可以达到没有糖尿病者的 2 ～ 3 倍，整体的基线水平大幅度提升，而峰值却只是轻微增加。青春期生长激素水平最高，30 ～ 40 岁之后逐渐下降，40 岁时的生长激素水平与青春期前儿童水平相似。到 60 岁时，生长激素水平已经显著下降，约是青春期前水平的 68%，是青春期水平的 27%。女性的生长激素水平、峰值和频率都比男性的更高 [2]。

换言之，如果以青春期前儿童的生长激素水平作为参照 1，青少年的生长激素水平约升高到 2.7，40 ～ 60 岁生长激素水平下降到青春期前水平 1，60 岁以上人群则进一步下降到 0.7，如图 1-3 所示。

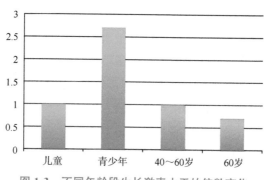

图 1-3　不同年龄段生长激素水平的倍数变化

　　所以通常情况下，如果 1 型糖尿病患者每天的胰岛素剂量是 0.5 ～ 1.0U/kg，在青春期就常大于 1.0U/kg，甚至达到 2.0U/kg[4, 5]。这主要是因为升高血糖的激素增多了，相应的降低血糖的胰岛素就需要增加。例如，如果一个 8 岁体重 30 千克的儿童，每天需要胰岛素总量 20U 左右，等到他 15 岁体重 60 千克时，每天需要的胰岛素总量可能达到 90U 以上。

　　皮质醇水平，午夜最低，在凌晨 2 ～ 3 点开始逐渐上升，到上午 7 ～ 9 点达到高峰，16 点左右有一小高峰，约是上午高峰的一半以下，如图 1-4 所示[6]。

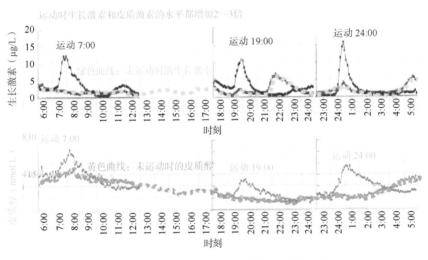

图 1-4　运动时生长激素和皮质醇水平的变化

　　这两种激素，都可以让 1 型糖尿病患者的血糖在相应的时间段升高。我们需要了解生长激素和皮质醇的波动特点，用胰岛素来与之抗衡。比如，有些 1 型糖尿病小朋友睡眠后血糖就往上攀升，在两三个小时内经历上升—高峰—下降的过程，我们就需要想到，可能是生长激素在起作用了。如果 1 型糖尿病患者的血糖从凌晨开始逐渐升高，到早上达到最高，我们就需要想到，可能是皮质醇在发挥作用了。

应对这么多升高血糖的激素，我们只有胰岛素一个武器。在使用胰岛素时，我们需要考虑：选择哪种胰岛素，用多大剂量，它过多长时间起效，在什么时间达到高峰，作用会维持多长时间（图1-5）。

如果使用胰岛素泵，我们需要考虑：在升糖激素水平较低的时间段，基础率也要低些，在升糖激素水平较高的时间段，基础率也要高一些，以避免低血糖并防控高血糖。在白天，激素变化更为复杂。半小时的运动会让生长激素和皮质醇的水平升高2～3倍，并会持续2小时，如图1-4所示[7]。有些1型糖尿病患者在参加辩论会时，血糖也会较平时上升，这是因为情绪激动、兴奋和紧张时，皮质醇和肾上腺素水平都会升高。

3. 外源性胰岛素

根据胰岛素作用快慢和维持作用时间，胰岛素制剂可分为速效胰岛素、短效胰岛素、中效胰岛素、长效胰岛素，以及根据需要由短效和中效胰岛素按不同比例预先混合的制剂。常用胰岛素种类和制剂见表1-1和表1-2[8, 9]。

表 1-1　常用胰岛素制剂的起效时间、峰值时间和持续时间

种类	通用名	商品名	起效时间	峰值时间	持续时间
速效	门冬胰岛素	诺和锐	10～15分钟	1～2小时	3～5小时
	赖脯胰岛素	优泌乐、速秀霖	10～15分钟	1～1.5小时	4～5小时
	谷赖胰岛素	艾倍得	10～15分钟	1～2小时	3～5小时
短效	中性胰岛素	万苏林R	30～60分钟	2～4小时	5～7小时
	生物合成人胰岛素	优泌林R，诺和灵R，优思灵R，甘舒霖R，重和林R	15～60分钟	2～4小时	5～8小时
中效	低精蛋白锌胰岛素	万苏林N	2～4小时	8～12小时	18～24小时
	低精蛋白锌重组人胰岛素	优泌林N，诺和灵N，优思灵N，甘舒霖N，重和林N	2.5～3小时	5～7小时	13～16小时

续表

种类	通用名	商品名	起效时间	峰值时间	持续时间
长效	地特胰岛素	诺和平	3～8 小时	3～14 小时	5.7～23.2 小时
	甘精胰岛素	来得时，长秀霖，优乐灵	2～4 小时	无明显峰值	20～24 小时
	德谷胰岛素	诺和达	1 小时	无明显峰值	约 42 小时

表 1-2 胰岛素制剂的作用时间

胰岛素类型	通用名	商品名	起效时间	峰值时间	持续时间
动物源胰岛素	精蛋白锌胰岛素	万苏林 30R	30 分钟	2～8 小时	24 小时
人胰岛素	人胰岛素预混 30	优泌林 30/70，诺和灵 30R，重和林 M30，甘舒霖 30R，优思灵 30R	30 分钟	2～3 小时	14～24 小时
	人胰岛素预混 50	诺和灵 50R，甘舒霖 50R，优思灵 50R	30 分钟	2～3 小时	10～24 小时
胰岛素类似物	预混门冬胰岛素 30	诺和锐 30	10～20 分钟	1～4 小时	14～24 小时
	预混门冬胰岛素 50	诺和锐 50	15 分钟	30～70 分钟	16～24 小时
	预混赖脯胰岛素 25	优泌乐 25	15 分钟	30～70 分钟	16～24 小时
	预混赖脯胰岛素 50	优泌乐 50	15 分钟	30～70 分钟	16～24 小时

图 1-5 是各种胰岛素作用曲线特点示意图，可以看到，速效胰岛素起效最快，作用时间最短，中效胰岛素和地特胰岛素都有一个小高峰，甘精胰岛素和德谷胰岛素的作用相对平稳。

但实际上，几种长效胰岛素在人体内的作用，并不总是很稳定，总会存在一些变异[10]。具体表现为虽然是同一个人，在皮下注射相同的剂量，但胰岛素的作用强度和持续时间似乎发生变化，每次都不太一样，令血糖也发生波动（图 1-6）。

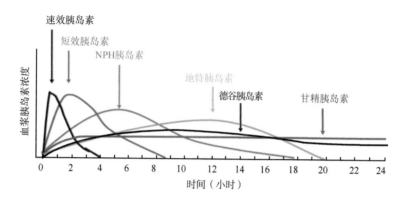

图 1-5　各种胰岛素作用曲线特点示意图

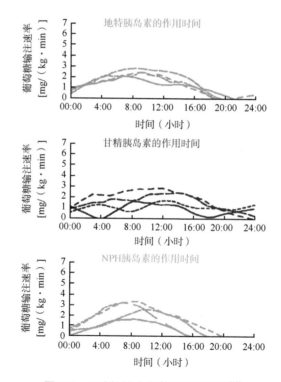

图 1-6　三种长效胰岛素都存在变异 [10]

　　长效胰岛素的作用持续时间，有时也不像想象中那么长，地特胰岛素和甘精胰岛素的作用时间，都与使用剂量相关。如果胰岛素用量不大，作用时间可能达不到 24 小时。

　　长效胰岛素，也并非像表中概括的那样无峰或很平稳，甘精胰岛素和德谷胰岛素，从药代动力学和药效学曲线看，它们都有一个作用小高峰[11]（图 1-7）。1 型糖尿病患者需要知道，这个小高峰会让自己的血糖在何时发生明显的下降。由于作用时间不够长，以及作用小高峰的存在，有些使用地特胰岛素或甘精胰岛素的 1 型糖尿病患者，需要每日 2 次注射，以便更好地分布胰岛素，发挥小高峰的作用。一项研究比较了在儿童青少年 1 型糖尿病中，地特胰岛素和德谷胰岛素的使用，使用地特胰岛素者，有高达 64% 的人会每日注射 2 次[12]。

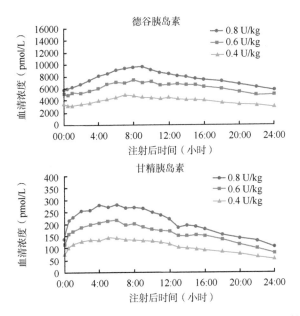

图 1-7　三种剂量的德谷胰岛素与甘精胰岛素作用曲线比较

二、激素相关的血糖升高

1. 入睡后血糖升高

如果一名 1 型糖尿病儿童在 17 点吃晚餐，在 20:30 注射完睡前胰岛素上床睡觉，在入睡后血糖上升，并在 22 点达到最高峰，持续 2 小时后逐渐下降，如图 1-8 所示。这是因为入睡后生长激素分泌增加，让血糖上升。我们需要让之前使用的胰岛素在 22 点前后有一个小高峰，或者使用额外的胰岛素，来应对入睡后的血糖高峰。

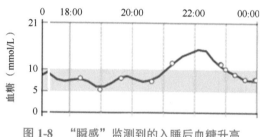

图 1-8 "瞬感"监测到的入睡后血糖升高

如果使用注射胰岛素，我们可以考虑调整睡前注射的胰岛素，选择中效人胰岛素，比如诺和灵 N，在 17 点晚餐时注射，到 22 点前后正好是中效胰岛素的作用高峰，入睡后的高血糖就可以被压低了。

但在选择中效胰岛素时，我们需要注意，晚餐的餐时胰岛素剂量是否需要减少，此外，因晚餐注射的中效胰岛素到次日早上作用已经较弱，早饭前后血糖可能会升高，早餐的胰岛素剂量或许需要增加。

我们还可以考虑使用地特胰岛素，它的峰值在注射后 3 ～ 14 小时，观察是晚餐时注射还是睡前注射能更好地控制入睡后的血糖，并保持夜间血糖平稳。

如果我们不打算改变当前使用的长效胰岛素，既不改变注射时间，也不改变胰岛素类型，也可以考虑睡前额外注射速效胰岛素。

如果这名儿童每天只使用 10U 胰岛素，那么 0.5U 的胰岛素就可以让血糖下降 5mmol/L，需要谨慎尝试。

如果他使用胰岛素泵，那么可以将 19:30 ～ 23:00 的基础率上调，或者不调整基础率，而是在睡前追加适量胰岛素，或者给出一个方波。

在尝试这些方法时，需要持续关注血糖的变化，看所选择的方案是否确实控制了血糖高峰，以及是否还需要进一步调整。

2. 凌晨血糖升高

凌晨上升的高血糖也被称为"黎明现象"，与皮质醇和生长激素分泌都有关。之前提到，皮质醇分泌有昼夜节律，午夜最低，在凌晨 2 ～ 3 点开始逐渐上升，到上午 7 ～ 9 点达到高峰[6]（图 1-9）。如果一名 1 型糖尿病患者在 22 点注射了睡前胰岛素，血糖自凌晨 1 点之后开始逐渐升高，在上午 8 ～ 9 点达到高峰，参看图 1-5 中各种胰岛素作用曲线特点，睡前注射地特胰岛素或许是个较好的选择。

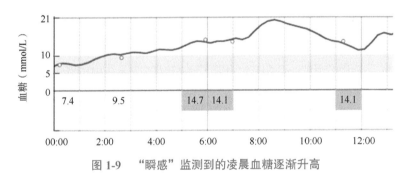

图 1-9　"瞬感"监测到的凌晨血糖逐渐升高

如果使用胰岛素泵，从凌晨 1 点到上午 9 点的基础率需要进行调整，1:00 ～ 4:00，4:00 ～ 7:00，7:00 ～ 10:00 三个时间段进行不同的设置。在进行一次调整后，需要观察两三天或进一步调整，才能调整到位。

3. 下午血糖升高

有些 1 型糖尿病患者会发现，午餐前后的血糖都很好，但到 16 点，午餐后 4 小时左右，血糖就开始迅速上升。

这是因为皮质醇在 16 点左右有一个小高峰，如果这个时间段的胰岛素剂量不足，就会出现血糖上升，有人称之为"黄昏现象"（图 1-10）。这个时间段的外源胰岛素，可以来自午餐前注射的餐时胰岛素，也可以来自前一天注射的长效胰岛素。

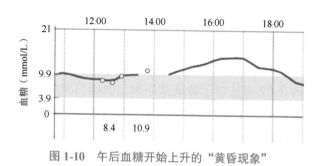

图 1-10　午后血糖开始上升的"黄昏现象"

如果餐前注射的是速效胰岛素，剂量不是很大，那么在餐后 4 小时，速效胰岛素的作用就已经基本消失了。如果前一天注射的长效胰岛素剂量也不足以持续到这个时间段，血糖就会大幅度升高。为了让这个时间段有足够的胰岛素，可以尝试将午餐注射的速效胰岛素改为短效的常规人胰岛素，这样作用时间就可以延长 1 ~ 2 小时，顺利过渡到晚餐，与晚餐的胰岛素进行无缝衔接。

也可以尝试在 15 点临时追加速效胰岛素，根据血糖上升幅度决定剂量。还可以将长效胰岛素改为早晚 2 次注射，让夜间和白天的所有时间段都有足够的胰岛素存在。使用胰岛素泵的 1 型糖尿病患者，将下午的基础率适当上调，必要时也需要调整午餐前大剂量，血糖就会有改善。

4. 精神紧张兴奋导致的血糖升高

人在平静思考问题时，激素水平没有大的波动，但在精神过度紧张，如烦恼、兴奋、恐惧等强烈情绪存在时，可出现无意识紧张，以及肾上腺素、甲状腺素、糖皮质激素等释放增多，这些激素可导致血糖水平升高。

一名 1 型糖尿病患者在 15:00 ～ 17:30 的时间段参加了激烈的辩论会，"瞬感"显示他从 15 点之前血糖就开始上升，之后维持在 10mmol/L 上下，持续到 18 点之后。因为血糖升高不多，所以没有进行特殊处理（图 1-11）。

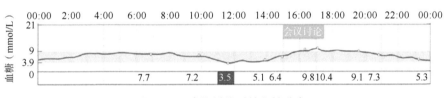

图 1-11 会议讨论时的血糖升高

一位 1 型糖尿病小朋友的母亲说，只要孩子写作业，即使坐着不动，血糖也能从写之前的 6 ～ 8mmol/L，上升到写完后的 9 ～ 11mmol/L。他们采取的办法是，写作业之前将血糖控制在 5 ～ 6mmol/L，这样写完后升到 7 ～ 9mmol/L，不做处理，因为不写作业了血糖自己就降下来了。如果写完作业想吃东西，就在吃前测血糖，注射大一点剂量的胰岛素。晚上学习紧张的学生需要适当补充能量，而写完作业的时间是适合吃点东西的。这时的胰岛素，既是应对食物所需，也是为了压制写作业时升高的升糖激素。

5. 应对全天的升糖激素

当我们把全天生长激素和皮质醇分泌曲线整合在一起，就会发现没有饮食、运动、情绪激动等因素干扰时，不同时间段身体对胰岛素的需要存在差异（图 1-12）。一般来说：

> 生长激素在入睡后升高，高峰在 2 小时内；无论白天还是夜晚，只要入睡生长激素水平就升高。

> 皮质醇水平，午夜最低，凌晨开始上升，上午 7 ～ 9 点达高峰，16 点左右有一小高峰，不到上午高峰的 1/2。

> 情绪激动时，肾上腺素、甲状腺素、糖皮质激素等升糖激素都释放增多。

> 半小时的运动可让生长激素和皮质醇水平升高 2 ～ 3 倍，持续 2 小时。

> 生长激素的水平高低与年龄有关：比如青春期前儿童的生长激素水平是 1，青少年就是 2 ～ 3，40 ～ 60 岁降到 1，60 岁以上降到 0.7。

> 青少年的生长激素，整体水平大幅度提升，峰值只是轻微增加。

　　了解身体内部激素分泌的特点，是为了结合自身的生活习惯及血糖变化特点，精准调控胰岛素的使用。

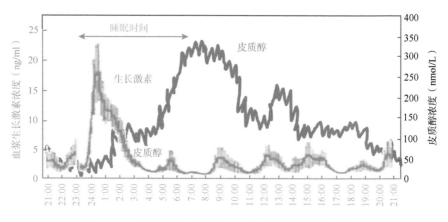

图 1-12　生长激素和皮质醇这两种升糖激素的分泌节律

　　1 型糖尿病患者可以通过下面三个问题来简单评估自身胰岛素的使用：

➢ 第一，是否全天 24 小时都有外源性胰岛素存在？

➢ 第二，如果长效胰岛素的作用时间没有达到 24 小时，那么没有长效胰岛素作用的时间，是否有餐时胰岛素作用的存在？

➢ 第三，胰岛素的剂量大小或作用高峰，是否与升糖激素的高峰吻合？

　糖尿病患者可以利用图 1-5 中各种胰岛素作用曲线特点，来比较自己的生活规律和内部激素分泌的特点。

　有一项 2005 年发表的研究，到现在还非常有启发意义。这项研究观察了不同年龄段 1 型糖尿病患者的胰岛素泵基础率，发现平均基础率存在明显的年龄差异，不同时间段的剂量需求也存在明显年龄差异，如图 1-13 所示：

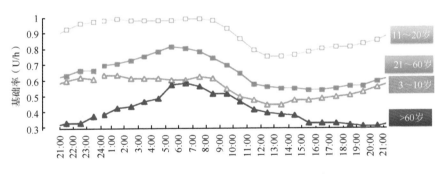

图 1-13　不同年龄段的胰岛素基础率特点

➢ 3 ～ 10 岁、11 ～ 20 岁、21 ～ 60 岁及 60 ～ 75 岁年龄组，平均基础率分别是 0.56U/h、0.90U/h、0.65U/h 和 0.42U/h [13]。

➢ 11 ～ 20 岁年龄组，整体高扬的基础率，反映了生长激素分泌活跃。

➢ 60 岁以上年龄组，属于成年人的体重，但基础率比儿童还低，反映了身体内部的生长激素和皮质醇水平，也像人生一样进入了黄昏的低迷。

> ➤ 3 ～ 10 岁和 11 ～ 20 岁年龄组，基础率在晚间睡眠时间段一直到上午 9 点之前，都是全天最高水平，提示了生长激素和皮质醇在这个时间段的共同作用。
>
> ➤ 21 ～ 60 岁和 60 ～ 75 岁年龄组，生长激素水平下降，基础率的波形仅体现了皮质醇的分泌特点。

2014 年发表的一项研究，也在 20 岁以上平均年龄 38 岁的成年 1 型糖尿病患者中发现类似的基础率波形[14]，波形较平稳，皮质醇的影响较为明显。

当然，这些图片反映的只是一种趋势，每个人都需要思考自己的节律特点。基础率测试，可以帮助 1 型糖尿病患者描绘自己的基础率波形，从而探索自身的激素分泌特点。进行基础率测试的意义有两点：

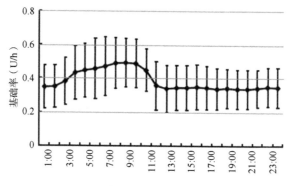

图 1-14　中青年人群胰岛素基础率特点

第一，让使用胰岛素泵的糖尿病患者，在空腹、没有运动、没有情绪激动时，血糖也能保持在一个良好水平，波动幅度 ≤ 1.7mmol/L，没有低血糖和高血糖。具体来说，让 1 型糖尿病患者享受血糖平稳的平静与自由，放心地睡一个长长的懒觉，在不想吃东西时不用为了避免低血糖而勉强自己去吃，也不必为了预防高血糖而经常追加胰岛素。

第二，了解身体内部的激素律动，从而更清楚胰岛素的匹配。之前我们讲过，即使长效胰岛素也是有作用小高峰的，它的高峰和低谷发生在什么时间段，才适合我们的生理节律，有的糖尿病患者是通过自己细心观察发现的，但有的是使用了胰岛素泵才知道的。

有一名 30 多岁的 1 型糖尿病患者，睡前注射甘精胰岛素 18U 时，常发生夜间低血糖，偶然一次住院，使用了胰岛素泵，通过动态血糖监测调整胰岛素泵的基础率和大剂量使用，发现原来自己夜间的基础率使用很小，也就是夜间胰岛素需要量较小，因此，在改回注射方式后，医师同时将她的长效胰岛素调整到早上注射了，她发生夜间低血糖的情况也减少了。

甘精胰岛素的作用高峰可能在注射后 4 小时左右，之后维持平稳，再逐渐减退消失。如果患者在夜间需要较少的剂量，那么早上注射，到夜间血中胰岛素浓度下降到最低，是符合自身节律需求的。

其他长效胰岛素，也有自己的高峰时间段。比如德谷胰岛素，高峰时间可能在注射后的 8 ～ 10 小时，1 型糖尿病患者观察自己的血糖变化就能知道。

比如一名 70 多岁的 1 型糖尿病患者，睡前注射德谷胰岛素，总是要看到血糖在 15mmol/L 以上才能放心上床睡觉，因为到早上 7 点时，她的血糖会降低到 7mmol/L 左右，下降 8mmol/L 之多。

对她来说，可改成早上注射基础胰岛素，让德谷胰岛素的高峰发生在下午，更为安全。同时还要观察，是否因为这个高峰的存在，需要减少午餐胰岛素的剂量，或者在减少德谷胰岛素剂量的同时，调整三餐胰岛素剂量。

一项研究比较了 1 型糖尿病患者中德谷胰岛素和地特胰岛素的使用，发现在达到相似血糖控制的情况下，德谷胰岛素的最终剂量相对减少 30%，德谷胰岛素组的全天胰岛素总量相对减少 18%[12]（图 1-15）。

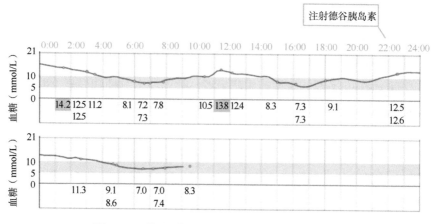

图 1-15 "瞬感"监测到连续两天凌晨血糖下降

　　总之，在了解自身节律和胰岛素作用特点之后，我们就可以找到注射长效胰岛素的最佳时间及长效胰岛素与短效胰岛素或速效胰岛素的匹配方法。

第二课　食物与血糖变化

——了解你爱吃的食物

　　1型糖尿病患者进餐后的血糖变化，不光取决于食物的种类和分量，还取决于是否恰当地使用了胰岛素。所以充分了解食物的消化吸收过程、吃不同食物血糖的变化特点、对胰岛素的需求，糖尿病患者就可以结合自己的生活习惯，更好地控制血糖。

一、进餐与血糖变化

1. 食物的消化吸收

进餐后的血糖变化，不光取决于食物的种类和分量，还取决于 1 型糖尿病患者是否恰当地使用了胰岛素。大部分食物都是在小肠吸收入血的。从口腔的吞咽开始，至食物到达胃所需的时间，液体食物 3～4 秒，固体食物 6～8 秒，一般不超过 15 秒。食物进入胃后的 5 分钟，就可以有部分排出到十二指肠。稀的、液体食物，比稠的或固体食物排空快；颗粒小的食物比大块食物排空快（图 2-1）。

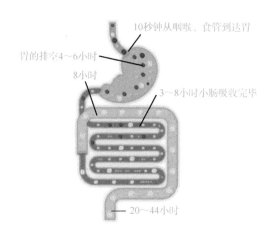

图 2-1　食物的运输、消化与吸收速度

三种主要食物成分，糖类（也称为"碳水化合物"，简称"碳水"）排空最快，蛋白质其次，脂肪类最慢。据研究数据，糖类排空需 1 小时左右，蛋白质排空需 2～3 小时，脂肪排空需 5～6 小时。一般情况下，混合性食物从胃完全排空需 4～6 小时。食物在小肠内停留的时间，随食物性质不同而异，一般需 3～8 小时。许多营养物质在小肠内被消化和吸收。未被消化吸收的物质进入大肠，但大肠只吸收食物残渣中的水和一些电解质。

2. 食物与血糖的时间变化

食物在被吸收时，血糖也开始升高。单纯吃糖类，因为消化吸收快，血糖上升的幅度会比吃混合餐快很多，但也不持久。图 2-2 是没有患糖尿病的人吃热量相同、成分不同的两餐，血糖的变化情况。

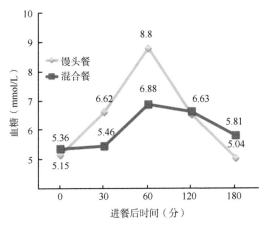

餐别	食物	总热量（千卡）	糖类［克（总热量占比）］	蛋白质［克（总热量占比）］	脂肪［克（总热量占比）］
馒头餐	医院的 2 个熟馒头	350	75（84%）	10（12%）	1（4%）
混合餐	一个熟馒头＋一份高纤维代餐＋一个鸡蛋	333	46（55%）	18.5（22%）	8.3（23%）

图 2-2 吃混合餐较吃馒头餐血糖升高速度、幅度下降

图 2-2 中蓝色曲线是只吃 2 个馒头的血糖变化，可以看到，血糖升高和下降都很快，在 1 小时达到高峰，在 3 小时降低到餐前水平。红色

曲线是吃一个馒头＋一份高纤维代餐＋一个鸡蛋，可以看到血糖上升缓慢，下降也慢，在 3 小时血糖也未达到餐前水平，提示吸收尚未结束。

图 2-3 是吃馒头餐和混合餐时胰岛素的分泌曲线。

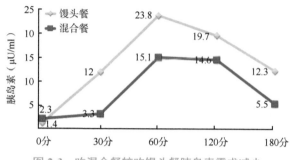

图 2-3　吃混合餐较吃馒头餐胰岛素需求减少

可以看到单纯吃馒头需要快速升高的胰岛素，即刻起效，半小时就有数倍上升，1 小时胰岛素分泌达到高峰，3 小时虽然已经下降，但还需要比餐前高许多的量。

吃混合餐时，胰岛素的分泌看起来轻松舒缓些，倍数增长也不那么猛烈，但胰岛素的分泌还是呈倍数增加的。

总结一下，我们了解食物与血糖的时间变化，以及进餐与胰岛素的分泌，是为了形成一些基本概念：

（1）食物吸收，血糖开始升高。

（2）血糖开始升高同时或之前，胰岛素分泌就开始增加。

（3）胰岛素需要与食物吸收状况匹配，包括增加倍数、高峰时间和持续时间。

（4）外源胰岛素要尽快起效，快速上升，及时下降，在控制住血糖上升的同时避免低血糖。

（5）厂家生产的胰岛素在设计时考虑了人体生理需要，但并不能完美匹配，所以饮食上需要注意外源胰岛素的特点。

相信了解食物的消化吸收过程、吃不同食物血糖的变化特点及对胰岛素的需求后，糖尿病患者就可以结合自己的生活习惯，更好地控制血糖了。

二、食物的差别

1. 糖类的种类

食物中的糖类是餐后血糖波动的主要因素。糖类必须水解为单糖后，才能被身体吸收利用，吸收的部位主要在小肠上部，不同的单糖吸收速率差别较大，这是因为不同糖类与转运载体的亲和力不同。

单糖吸收速率：半乳糖 110 ＞葡萄糖 100 ＞果糖 43 ＞甘露糖 15 ＞阿拉伯糖 9。

双糖类包括蔗糖、麦芽糖、乳糖、海藻糖。

果糖、蔗糖和乳糖比葡萄糖和淀粉对血糖高峰的影响小。果糖存在于水果、蜂蜜及果汁饮料里。蔗糖存在于白糖、红糖、冰糖、果汁饮料和糕点里，基本上含糖的食品都含蔗糖。大多数奶制品都含有乳糖。果糖和半乳糖需经肝脏代谢，转变为肝糖原或三酰甘油，只有少量会转变为葡萄糖。过去认为单、双糖在肠道快速吸收，会使餐后血糖迅速升高，随后研究发现部分淀粉类食物比单、双糖对血糖的影响更大。淀粉类食物经消化吸收后分解成葡萄糖，是血糖上升的主要食物来源。

淀粉类食物包括：全谷根茎类、淀粉类蔬菜（如蚕豆、南瓜、莲藕、玉米）及干豆类（如红豆、绿豆、豌豆）。

淀粉类食物通常由直链淀粉、支链淀粉和抗性淀粉构成。淀粉的消化速率决定于淀粉的结构、加工和烹调过程。含支链淀粉较高的淀粉（如马铃薯、糯米等），对餐后血糖的影响大于含直链淀粉较多的淀粉（如大米等）。所有种类的淀粉或者是淀粉制品，进入人体之后，剩下无法被健康肠道所消化吸收的淀粉，称为"抗性淀粉"。"抗性"简单来说，就是抵抗小肠的消化。抗性淀粉存在于各种天然食材当中，如谷类、豆类、煮过又放冷的意大利面、冷掉的饭或是马铃薯色拉等，含量多少容易受加工及烹调影响。

总体来说，影响食物升糖反应的因素包括：

（1）糖类的总量。

（2）糖的种类：葡萄糖、果糖、蔗糖、乳糖。

（3）淀粉的特性：支链淀粉 > 直链淀粉 > 抗性淀粉。

（4）膳食纤维的总量与种类：水溶性、非水溶性。

（5）食物的加工与烹煮：淀粉胶质化程度、分子大小、细胞形态。

（6）同时存在的其他食物组成：推迟消化的脂肪和天然物质，如凝集素、植酸、单宁酸等。

（7）食物的性状：稀的、稠的、颗粒的、固体的等。

（8）餐前血糖：高血糖会推迟 1 型糖尿病患者胃排空，反之低血糖会加速胃排空。

（9）食物的其他组成：如脂肪、蛋白质、果糖和纤维素。

一名 1 型糖尿病儿童的母亲分享了喝粥的经验：

我们喝小米雪莲子熬的粥，不稠不稀，喝粥放在一餐的最后，或者跟菜和主食混合着一起喝。

用泵的话，根据血糖值提前注射大剂量，临时基础率也要改大，饭后休息 20 分钟，在屋里走走可增加胰岛素的敏感性。

每次喝一小碗，固定量，时间长了，身体、胰岛素量、食物就能达到一个相互适宜的状态，喝粥就不可怕了，而且可以天天喝。我们就是这样做的。

2. 升糖指数与血糖负荷

升糖指数反映的是升糖速度的快慢。计算公式：

升糖指数（glycemic index，GI）= 受测食物血糖曲线下面积 ÷ 标准食物血糖曲线下面积 ×100，受测食物和标准食物都需含 50 克糖类。

- GI ≤ 55 属于低升糖指数食物。
- GI ≥ 70 属于高升糖指数食物。
- GI 介于 56 ~ 69 之间属于中升糖指数食物。

血糖负荷（glycemic load，GL）是食物升糖指数（GI）加上糖类摄取量对血糖的影响，是血糖的时间曲线下面积。

计算公式：

血糖负荷（GL）＝升糖指数（GI）百分比 × 可利用糖类含量

食物每份供应量所含的净糖类含量乘以该食物的升糖指数百分比即为血糖负荷。

- GL ≤ 10 为低血糖负荷食物。
- GL ≥ 20 为高血糖负荷食物。
- GL 介于 11 ～ 19 为中血糖负荷食物。

如果说 GI 表示的是爬坡速度，那么 GL 就是爬坡速度和爬坡距离的共同结果。

血糖负荷的概念提醒我们要注意食物中糖类的分量，因为饮食中糖类的总量比糖类的种类对餐后血糖影响更大。一日摄食的总食物血糖负荷＜ 80，为低 GL 饮食；若＞ 120 为高 GL 饮食；介于 80 ～ 120 为中 GL 饮食。建议糖尿病患者每日饮食的血糖负荷以 80 ～ 120 为佳。

美国糖尿病学会（ADA）认为使用"碳水化合物计数法"或"食物代换"来监控饮食中的糖类摄取，可改善血糖控制。

综合考虑 GI 和 GL 对血糖的影响，由于存在糖类、脂肪、蛋白质、水分和纤维素等多方面的差异，热量相同的食物，升高血糖的速度和幅度不同。

- GI 和 GL 都高的食物，会让血糖在快速上升的同时，上升幅度较大，持续时间较长，进食后高血糖面积较大。
- 高 GI 而低 GL 的食物，会让血糖快速上升，但幅度不大，持续时间不长，进食后高血糖面积较小。
- 低 GI 而高 GL 的食物，会让血糖上升较慢，但持续时间可能较久，最终进食后高血糖面积较大。

- GI 和 GL 都低的食物，对血糖的影响小，但也要看其他营养素对血糖的影响，比如蛋白质和脂肪。

以白面包、西瓜、红薯和葡萄为例，当我们想要加餐时，同样的重量，选择西瓜或葡萄对血糖的影响会比较小（表 2-1）。

表 2-1　100 克不同食物的 GI 值和 GL 值

食物	GI 值	糖类含量（克）	GL 值	升糖速度	血糖负荷
白面包	75	50	37	快	高
西瓜（均值）	72	7	5	快	低
红薯（甘薯）	77	21	16	快	中
葡萄（均值）	43	10	4	慢	低

引自：杨月欣. 中国营养科学全书. 2 版. 北京：人民卫生出版社，2019.

如果不想吃水果，想吃面包或红薯，因为后两种食物对血糖的影响相对较大，需要减量并考虑是否使用胰岛素。比如，当把面包减少为 25 克时，糖类含量 12.5 克，GL 值 9，属于低血糖负荷，但血糖负荷仍然约为 100 克西瓜或葡萄的 2 倍，需要考虑是否使用胰岛素。

如果预测之前的胰岛素正在发挥作用，血糖有进一步降低的趋势，加餐可以预防低血糖，加餐后的血糖上升速度刚好纠正当前血糖下降的趋势，那就可以放心食用。

在后面的章节中，我们会介绍如何根据血糖变化和胰岛素作用时间，精确估算食物量，在这里只是简单介绍。虽然 GI 的参考意义很大，但也有研究发现，所谓 GI 值存在个体差异。

2015 年 *Cell* 上发表的一篇文章，观察了 800 名正常人的 46 898 次饮食，发现人们对任何食物的 GI 都不是定值，不同的人对相同 GI 食物的反应不一样，对同一食物的血糖反应也取决于个人的身体状况，如图 2-4 所示[15]。

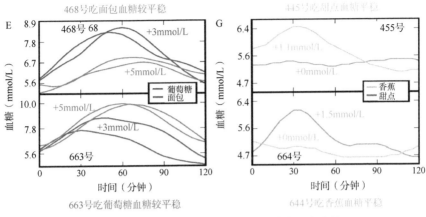

图 2-4　同样的食物在不同人身上升糖作用有差异

有些糖尿病患者也分享说，吃某些被认为是低 GI 的食物时，血糖上升很快，吃某些高 GI 食物时，血糖反而比较平稳。提示 1 型糖尿病患者要注意观察自己对食物的反应，积累自己的个体化经验。表 2-2 列举的是 12 种水果的 GI 值，以及 100 克该水果的 GL 值，食用时可参考。

表 2-2　100 克 12 种水果的 GI 值和 GL 值

食物	GI 值	糖类含量（克）	GL 值	升糖速度	血糖负荷
李子	39	12	5	慢	低
柚子（文旦）	25	9	2	慢	低
樱桃	22	12	3	慢	低
桃（均值）	28	10	3	慢	低
橙子	48	11	5	慢	低
梨（均值）	38	10	4	慢	低
柑	43	12	5	慢	低
苹果（均值）	36	12	4	慢	低
芒果	55	13	7	中	低
葡萄	43	10	4	慢	低
猕猴桃	52	12	6	慢	低
菠萝	59	12	7	中	低

引自：杨月欣. 中国营养科学全书. 2 版. 北京：人民卫生出版社，2019.

表 2-3 显示的是 100 克 10 种主食的 GI 值和 GL 值，理论上即使进食低 GI 食物，摄入量大了，GL 值也会较高。

表 2-3　100 克 10 种主食的 GI 值和 GL 值

食物	GI 值	糖类含量（克）	GL 值	升糖速度	血糖负荷
米饭（粳米）	90	27	24	快	高
米饭（籼米）	82	27	22	快	高
糙米饭	50	27	14	慢	中
馒头（精制小麦粉）	85	50	43	快	高
面包（全麦粉）	74	45	33	快	高
面条（硬质小麦粉挂面）	55	65	36	中	高
烙饼	80	52	42	快	高
油条	75	50	38	快	高
荞麦面条	59	20	12	中	中
荞麦馒头	67	46	31	中	高

引自：杨月欣. 中国营养科学全书. 2 版. 北京：人民卫生出版社，2019.

3. 三大营养素对血糖的影响

食物的升糖指数、血糖负荷影响的是血糖升高的速度、幅度和持续时间，这是食物中的糖类、脂肪、蛋白质等成分共同作用的结果。比较来说，糖类对血糖的影响较大，升糖速率较快；脂肪和蛋白质对血糖的影响较小，升糖速率较慢（图 2-5）。

饮食中正常比例的蛋白质（≤20%）对血糖几乎没有什么影响，用于搭配主食，令饮食均衡，混合餐的 GI 比单纯糖类饮食要低，可以降低糖类的升糖速度。

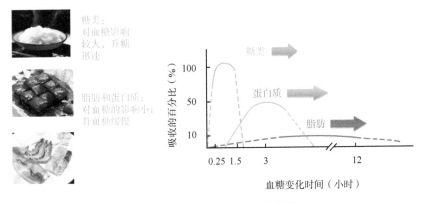

图 2-5 三大营养素对餐后血糖的影响

一项研究观察了蛋白质对 1 型糖尿病患者血糖的影响，这些糖尿病患者使用 4 次 / 天胰岛素或者胰岛素泵治疗。在晚餐后 4 小时，不用胰岛素，观察他们喝纯蛋白质饮品或者纯葡萄糖饮料血糖的变化（图 2-6 ）。饮食中只有蛋白质，没有糖类和脂肪时，血糖的变化如下 [16]：

- 12.5 ～ 50 克蛋白质的食物，对血糖没有显著影响。
- 蛋白质增加到 75 ～ 100 克，餐后血糖在 100 分钟后显著上升，在 5 小时达到高峰，升高的效果相当于没有使用胰岛素的情况下吃了 20 克糖类。

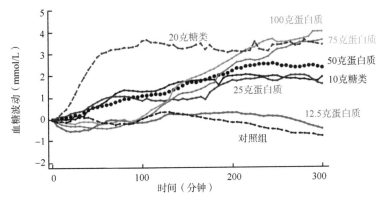

图 2-6 纯蛋白质饮品和葡萄糖对血糖的影响

如果饮食中既有糖类，也有蛋白质，血糖的变化如下所示[17]：

- 30克糖类+35克蛋白质，可以让餐后5小时血糖额外升高2.6mmol/L。
- 同时增加脂肪，餐后5小时血糖最高可以额外增加5.4mmol/L。

富含脂肪的食物，会导致延迟出现的餐后高血糖。脂肪可以降低餐后2～3小时的总体血糖波幅，但导致进餐3小时后的高血糖，这种作用与脂肪类食物延缓了胃肠道排空有关[18]（图2-7）。

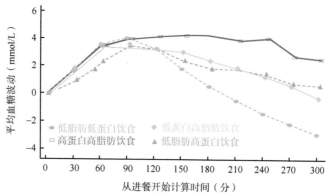

8～17岁1型糖尿病儿童/青少年，每日多次胰岛素注射，按照糖类含量和个体化CIR计算本餐的胰岛素剂量

高蛋白高脂肪饮食：615千卡，糖类30克，脂肪35克，蛋白质40克
低蛋白高脂肪饮食：330千卡，糖类30克，脂肪35克，蛋白质5克
低脂肪高蛋白饮食：460千卡，糖类30克，脂肪4克，蛋白质40克
低脂肪低蛋白饮食：180千卡，糖类30克，脂肪4克，蛋白质5克

图2-7 不同饮食构成的血糖变化曲线

游离脂肪酸可以直接诱导胰岛素抵抗，增加肝糖原输出。

- 如果食物中含有35克脂肪，血糖可以在餐后5小时额外上升2.3mmol/L[17]。
- 如果食物中含有50克脂肪，则餐后血糖高峰可以持续超过5小时，常规追加胰岛素，不一定能够有效控制。有研究发现这种情况下胰岛素需要量会增加2倍[19]。在生活中1型糖尿病患者需要探讨个体化的胰岛素使用方法。

如果一顿吃 200 克羊肉火锅，可使餐后血糖持续升高达 4 ～ 12 小时。假如晚餐吃了含大量蛋白质的食物，血糖增高可持续到次日早上而没有明显的血糖高峰。饮食中的蛋白质和脂肪都会缓慢转变为葡萄糖而升高血糖，蛋白质 40% ～ 60% 转变为葡萄糖，脂肪 10% 转变为葡萄糖（表 2-4），但如上文所述，实际是脂肪类食物对血糖的影响更为复杂 [20]。

表 2-4　不同营养成分对血糖的影响

食物成分	转变为葡萄糖的百分数	进食后达到最高血糖的大致时间
糖类	90% ～ 100%	单糖类：15 ～ 30 分钟；复合型糖类：> 1 ～ 1.5 小时
蛋白质	40% ～ 60%	3 ～ 4 小时
脂肪	< 10%	数小时

因此，1 型糖尿病患者需要知道，食物中的蛋白质和脂肪都需要一些胰岛素。

第三课 | 不同食物的胰岛素使用

——教你掌控美食

如何计算日常饮食中含有多少糖类，或是在一些特殊情况下，当我们吃得很不一样时，比如只吃面包、面条，或者果汁，没有炒菜，也没有肉类，应该怎样计算并使用胰岛素？估计胰岛素剂量，常用的有两种方法：碳水化合物计数法和碳水 - 脂肪 - 蛋白计数法。

一、碳水化合物计数法

碳水化合物计数法，简称碳水计数法，是用来了解食物中含有的碳水化合物（糖类）需要多少胰岛素的。

1. 了解食物中的糖类含量

想知道食物中含有多少糖类，可通过一些APP或者小程序，比如"薄荷健康"APP，或者"碳水计数小程序"，也可以购买书籍学习了解，如中国台湾出版的《食物代换速查轻图典》。

薄荷健康-减肥运…
5000万+用户在薄荷减… 打开
★★★★★ 6.01万

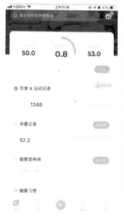
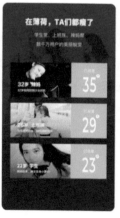
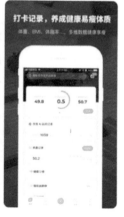

图 3-1　薄荷健康 APP

在"薄荷健康"里，输入想要查找的食物，比如"马铃薯"，会出现下面这样的一些信息：

- 每 100 克热量 81 千卡，食物亮点为低热量、低脂肪、中 GI、中 GL，被误认为是蔬菜的主食类第 12 名，低碘食物，营养元素为每 100 克含有蛋白质 2.6 克，脂肪 0.2 克，糖类 17.8 克。

所以在应用这个 APP 时，需要知道自己吃的食物重量是多少，再进行计算。

如 50 克马铃薯含有的糖类 =50÷100×17.8 克 =8.9 克 ≈ 9 克

150 克马铃薯含有的糖类 =150÷100×17.8 克 =26.7 克 ≈ 27 克

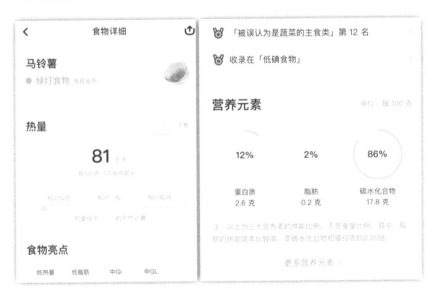

图 3-2　薄荷健康 APP 打开之后

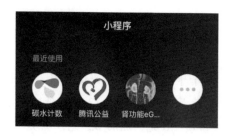

图 3-3 微信小程序中的"碳水计数"

在"碳水计数小程序"里，输入"土豆"会出现土豆及几种土豆加工品的选项，点击土豆原材料，会出现这样一些信息：

- 含有 15 克糖类的土豆约重 95 克，与标准餐盘的比对，这样的土豆约是 4.5 厘米 ×5 厘米大小，含有蛋白质 1.9 克，脂肪 0.2 克，膳食纤维 0.7 克，热量 73 千卡。

所以在应用这个小程序时，可以通过大小估算食物的糖类含量。如果吃的土豆有图片显示的两个大小时，就可以估算出含有的糖类是 30 克，热量 146 千卡。如果知道自己吃的土豆重量是多少，也可以计算其中的糖类含量。

碳水计数小程序 🕶

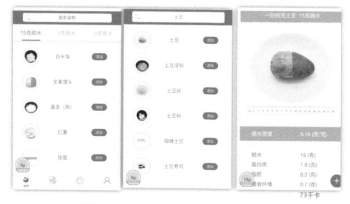

图 3-4 碳水计数小程序的搜索结果

如 50 克马铃薯含有的糖类 =50÷95×15 克 =7.9 克 ≈ 8 克

150 克马铃薯含有的糖类 =150÷95×15 克 =23.7 克 ≈ 24 克

在《食物代换速查轻图典》里，没有土豆，从"菱角"这一页，可以看到这样一些信息：含有 15 克糖类的菱角，约是 10 颗，占标准碗的 1/4，热量 70 千卡，含有蛋白质 2 克。

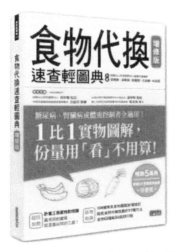

图 3-5　《食物代换速查轻图典》封面

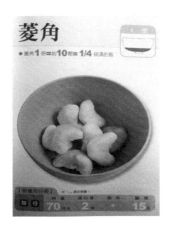

图 3-6　《食物代换速查轻图典》里面的食物图片与介绍

在另外一本中国台湾出版的图谱《糖类计算 - 食品营养图鉴》中，可以找到马铃薯。里面显示：

- 马铃薯属于五谷根茎类，连皮 110 克，去皮 90 克，约是一个常规土豆的一半大小，尺寸约 4.5 厘米，约占 1/4 标准碗，含有蛋白质 2.4 克，脂肪 0.3 克，糖类 14.9 克，膳食纤维 1.4 克，热量 71.9 千卡，属于中 GI 食物，糖类密度 0.17 克 / 克，热量密度 0.8 千卡 / 克。

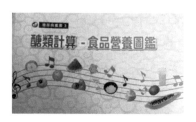

图 3-7 《糖类计算 - 食品营养图鉴》封面

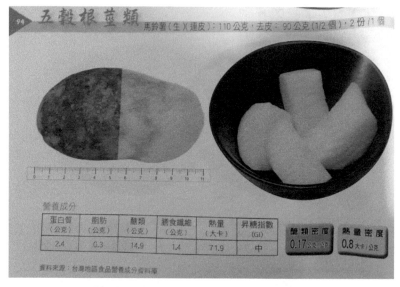

图 3-8 《糖类计算 - 食品营养图鉴》里面的食物图片与介绍

参考这份信息进行糖类含量计算，与使用碳水计数小程序相似，可以根据大小，也可以根据重量。

如果吃的马铃薯有图片显示的两个那么大，就可以估算出含有的糖类是 30 克，热量 144 千卡。

如果吃的马铃薯是 50 克，计算的糖类 =50÷90×15 克 =8.3 克≈ 8 克

如果吃的马铃薯是 150 克，计算的糖类 =150÷90×15 克 =25 克

可以看到，无论使用"薄荷健康"APP、"碳水计数小程序"还是

食物图谱，估算结果总是存在一点小偏差。不过，偏差并不大。学习使用这些工具最重要的目的是，通过这样的过程，逐渐了解和熟悉各种食物，慢慢形成自己对食物的认知和经验，这比对食物完全不了解要好很多。因为，只有在了解食物的基础上，我们才能精准判断胰岛素的用法用量。

2. 碳水系数与胰岛素应用

碳水系数（carbohydrate-to-insulin ratio，CIR），也被称为糖类系数，被定义为 1U 的胰岛素能够应对多少克的糖类引起的血糖升高。

你的 CIR 是多少呢？计算 CIR，有几种公式可以使用 [21]，一个重要前提是在血糖平稳时计算，如果血糖高低波动较大，偏差会比较大，需要在后续应用过程中进一步调整。

- 某一餐的 CIR= 这一餐的糖类克数 ÷ 这一餐的胰岛素剂量
- 一天平均 CIR= 一天糖类总克数 ÷ 全天餐时胰岛素总量
- 使用速效胰岛素时：一天平均 CIR=500÷ 全天胰岛素总量
- 使用短效胰岛素时：一天平均 CIR=450÷ 全天胰岛素总量

在不同年龄段，以及早餐、中餐、晚餐，公式会发生变化。年龄较小的 1 型糖尿病患者，CIR 公式变化很大；早餐的 CIR，会比午餐和晚餐小 [22]：

- ＜7 岁：一天平均 CIR=（300 ～ 350）÷ 全天胰岛素总量
  早餐 CIR=275÷ 全天胰岛素总量
- 7 ～ 13 岁：一天平均 CIR=（350 ～ 450）÷ 全天胰岛素总量
  早餐 CIR=400÷ 全天胰岛素总量
- ＞13 岁：一天平均 CIR=（450 ～ 500）÷ 全天胰岛素总量
  三餐 CIR 相似

也可以用体重估算 CIR：4 岁左右幼儿的 CIR= 体重 ×13.5÷ 全天胰岛素总量 [23]。

有两项日本研究探讨了糖尿病患者三餐的 CIR，公式相似 [24, 25]：

- 早餐 CIR=300÷ 全天胰岛素总量
- 午餐 CIR=400÷ 全天胰岛素总量（或 500÷ 全天胰岛素总量）
- 晚餐 CIR=400÷ 全天胰岛素总量

在妇女妊娠后的不同阶段，CIR 也会发生明显变化 [26]。早餐和午餐 CIR 都在轻微上升后逐渐下降。早餐 CIR（橙色曲线）从 10 下降到 5，午餐 CIR（绿色曲线）从 10 下降到 8，晚餐 CIR（蓝色曲线）从 14 下降到 9。提示随着妊娠进展，胰岛素抵抗越来越明显，1U 胰岛素能够应对的碳水克数越来越小。

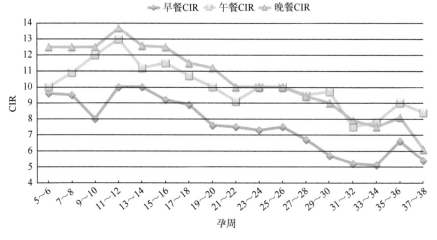

图 3-9　从妊娠 5 周到 38 周三餐的 CIR 变化

三餐中，早餐 CIR 最低，说明早餐胰岛素抵抗最明显。应对早餐，在妊娠早期 1U 胰岛素可以应对 10 克糖类，到妊娠晚期，只能应对 5 克糖类，CIR 降低 50%。说明想要吃同样多的糖类，胰岛素剂量需要增加 1 倍。

如果您在计算方面有困难，可以请医师、糖尿病教育护士或营养师帮忙，同时具体讨论适合您使用的计算公式。

3. 计算糖类食物需要的胰岛素

碳水化合物计数法，是用来了解应对食物中的碳水化合物（糖类）需要多少胰岛素的。碳水系数（CIR）是用来了解 1U 的胰岛素能够应对多少克碳水化合物（糖类）的。想知道进餐时需要多少胰岛素，先要清楚上面两个概念，之后再进行计算得出。

某一餐需要的胰岛素剂量 = 这一餐的糖类克数 ÷ 碳水系数

比如一名 1 型糖尿病患者，午餐吃一碗米饭、煎带鱼一块、炒菜一盘、萝卜排骨汤一碗，计算出这次午餐的糖类含量共 60 克，他午餐的 CIR 是 10，这次午餐需要的胰岛素剂量就是：60÷10=6。

午餐的糖类共60克，午餐CIR=10，午餐前应注射多少胰岛素？

午餐	糖类（克）
饭一碗，200克	50
煎带鱼一块	2
炒菜一盘	5
萝卜三块	1
排骨两块	2
总计	60

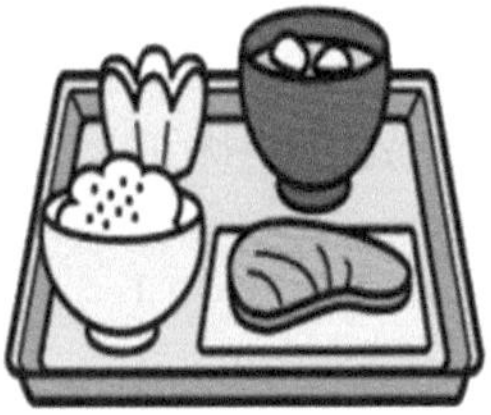

（萝卜排骨汤）

图 3-10　计算一餐饭的糖类总量

但实际上，适量蔬菜、脂肪和蛋白质类食物的作用是平稳餐后血糖的，所以通常不纳入计算范围，只是计算 50/10=5。当我们想要灵活进餐，改变蔬菜及脂肪和蛋白质食物分量时，才会需要精确计算这些食物中的糖类，或者相当于多少糖类。

在生活中，如果热量摄入与身体需求吻合，三大营养素搭配均衡，糖类 45%～60%，蛋白质 15%～20%，脂肪 20%～35%，米饭的快升糖作用会被其他食物的慢升糖作用中和，血糖上升曲线与餐时胰岛素的作用曲线吻合，可以按照上述公式计算进餐时的胰岛素需要量[24-26]。

在某些特殊情况下，我们会吃得不太一样，比如只吃面包、面条，或者果汁，没有炒菜，也没有肉类，这时候应该怎样使用胰岛素呢？

一项研究进行了这样一个极端测试，让 1 型糖尿病患者进食不同升糖指数（GI）的 5 种食物，5 种食物都含有 50 克糖类，1 型糖尿病患者根据自己的碳水系数，计算并注射需要的速效胰岛素剂量[27]。

含有 50 克糖类的 5 种食物重量、GI 值和 GL 值如下所示：

- 菠萝汁 373 克，GI 值 46（低），GL 值 23（高）。
- 土豆泥 67.3 克，GI 值 83（高），GL 值 41.5（高）。
- 白面包 105 克，GI 值 71（高），GL 值 35.5（高）。
- 意大利面 72.3 克，GI 值 41（低），GL 值 20.5（高）。
- 糙米饭 79.6 克，GI 值 25（低），GL 值 12.5（中）。

从下面的血糖变化曲线图（图 3-11）可以看到，虽然糖类含量相同，胰岛素剂量相同，但血糖变化差异明显。

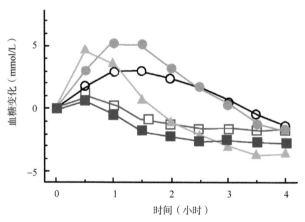

图 3-11　5 种不同升糖指数和升糖负荷食物的血糖变化曲线

　　GI 值最高的土豆泥，餐后 1 小时血糖即快速上升了 5mmol/L，持续到餐后 1.5 小时才开始下降，餐后 3 小时降低到与餐前相同。

　　GI 值 71 的白面包，血糖变化曲线与土豆泥相似，只是增幅下降，餐后 1 小时、1.5 小时增加 3mmol/L 左右，餐后 2 小时即有下降趋势。

　　低 GI 的意大利面与糙米饭的血糖曲线相似，仅餐后半小时血糖有轻微上升，为 0.5 ～ 1.0mmol/L，餐后 1 小时血糖降到餐前水平，之后继续下降，在餐后 2.5 小时，降幅达到最大，意大利面的血糖下降约 2mmol/L，糙米饭 下降约 2.5mmol/L。

　　低 GI 的菠萝汁血糖曲线特殊，因为是液体，吸收快，所以血糖上升得比土豆还快，降得也快，餐后半小时即达到高峰，2 小时就比餐前血糖还要低 1.5mmol/L，餐后 3 小时血糖下降约 3mmol/L。

　　速效胰岛素并未成功压制高 GI 高 GL 土豆泥的血糖高峰，也没有及时控制低 GI 高 GL 果汁的血糖上升，却持续打压了低 GI 高 GL 的意大利面和低 GI 中 GL 的糙米饭，并且力道过于猛烈。

　　如何使用胰岛素才能在较好控制血糖高峰的同时，不引起餐后低血糖呢？了解食物和胰岛素特点的同时，可以尝试改变胰岛素注射时间、次数或剂量。

　　一项研究建议 1 型成年糖尿病患者，在进食高 GI 食物时，适当增加餐时胰岛素剂量，可以提前 1 小时将增加量注射进去，也可以在餐时即刻注射这一餐的胰岛素需要量＋增加量。此外，如果餐前血糖较高，则按照建议算法进一步增加胰岛素剂量。结果发现，血糖控制较为平稳 [28]。

　　有些 1 型糖尿病患者在吃少量升糖快的食物如米粥时，会将常规剂量分出 1/4 ～ 1/3，餐前 15 ～ 20 分钟注射，之后餐前注射剩余的餐时胰岛素剂量，再进餐，也能够降低餐后的血糖高峰。

　　两种注射方案的原理，都是让胰岛素尽快形成浓度高峰，并缩短高浓度胰岛素的持续时间。分次注射，让两次注射的胰岛素在餐后 1 小时左右有充分叠加，让第二次注射的胰岛素作用持续时间随着剂量的减小而缩短，从而与食物吸收结束时间匹配。这种注射方法对于高 GI 高 GL 的土豆泥较为适用，但对于低 GI 高 GL 的菠萝汁，则需要进一步增加第一次注射的胰岛素剂量，减少第二次注射的胰岛素剂量，在减少胰岛素总量的同时，让胰岛素作用持续时间更短，以便与血糖的快升快降匹配。在吃低 GI 的意大利面和糙米饭时，需要大幅度减少餐时胰岛素剂量，可以尝试减少这一餐总量的 1/3 ～ 2/5。这个剂量可以通过计算得出，也可以参考白面包的血糖曲线变化尝试。

有一项研究观察了糖尿病患者吃不同 GI 和 GL 的两种混合餐之后的血糖变化，进餐前根据糖类含量和个体化 CIR，计算并注射餐时胰岛素[29]。

两餐食物都含有 121 克糖类，主食有大米、黑巧克力、白面包、蜂蜜、葡萄糖、意大利饺子配肉、土豆泥、饺子、华夫饼、西红柿汤配意大利面等多种选择，但热量、蛋白质和脂肪含量不同。

- 一餐低 GI 高 GL：热量 899 千卡，糖类 121 克，蛋白 35 克，脂肪 31 克，GI 值 45，GL 值 54。
- 另一餐高 GI 高 GL，热量 615 千卡，糖类 121 克，蛋白 20 克，脂肪 9 克，GI 值 87，GL 值 105。

进食低 GI 高 GL 食物后，1 型糖尿病患者的血糖在餐后 1.5 小时、3 小时、4.5 小时分别上升 25%、50% 及 75%，持续到餐后 8 小时还没有下降（图 3-12）。

进食高 GI 高 GL 食物后，1 型糖尿病患者的血糖上升更为快速，升高 25%、50% 及 75% 的时间约发生在 1 小时、1.5 小时及 2.5 小时，整体峰值较低 GI 高 GL 食物组增加 50%，但在餐后 5 小时血糖已经下降到接近进餐前水平。

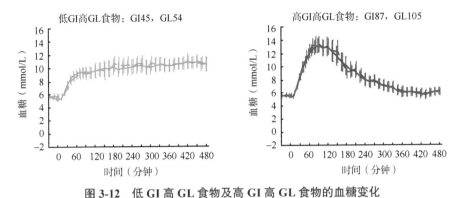

图 3-12　低 GI 高 GL 食物及高 GI 高 GL 食物的血糖变化

1 型糖尿病患者在日常生活中，会有较多机会吃到高 GI 高 GL 的食物，比如面条。

从血糖变化曲线来看，应对这样高 GI 高 GL 的一餐，可以尝试上面介绍的增加胰岛素总量分次提前注射，或者只是增加胰岛素总量餐前一次注射。

还有其他解决方案吗？如果使用胰岛素泵，选择会比较多。

一项研究比较了糖类从 40 克增加到 60 克、80 克、100 克、120 克及 140 克时，胰岛素泵的三种使用方法导致血糖的变化（图 3-13）。

保持基础率不变，常规注射大剂量，在糖类逐渐增加时，餐后 4 小时的低血糖风险增加（蓝色）；将基础率适当下调，增加大剂量（绿色），或者将基础率大幅下调，大幅增加大剂量（红色），虽然血糖高峰相似，都较餐前增加了 5mmol/L 以上，餐后低血糖的风险却显著减少了 [30]（图 3-13）。

从真实生活中使用半闭环胰岛素泵（人工胰腺）的 1 型糖尿病患者的后台数据，我们可以看到，上述下调基础率增加餐时大剂量是一种可行的方法。

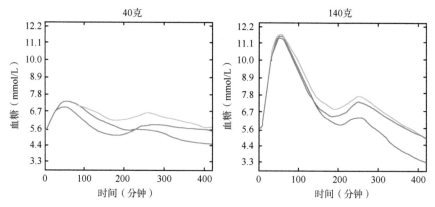

蓝色：基础率不变，常规大剂量——糖类增加时，低血糖风险增加
绿色：基础率适当下调，增加大剂量——糖类增加时，低血糖风险低
红色：基础率大幅下调，大剂量大幅增加——糖类增加时，低血糖风险较低

图 3-13　三种胰岛素泵用法应对 40 克和 140 克糖类的血糖曲线

　　如图 3-14 所示，1 型糖尿病患者早餐要吃 52 克的糖类，半闭环胰岛素泵根据餐前血糖和 CIR，建议给予 3.47U 的胰岛素，但患者注射了6U 的餐时大剂量。后续 3 小时内基础率既有维持基线状态，也有暂停情况，总体基础率减低，而血糖相对平稳，维持在绿色 4.4～10.0mmol/L 的范围内。

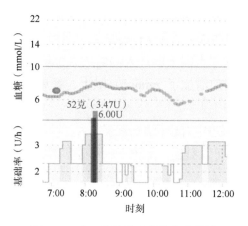

图 3-14　人工胰腺后台的胰岛素曲线

　　人工胰腺的这种表现，提示我们在应对高糖类饮食时，确实可以考虑增加大剂量、下调基础率的策略。

　　从智能化的半闭环胰岛素泵的人工胰腺系统，我们可以学习更多，用人工胰腺的提示，去思考和指导自己的控糖实践。图 3-15 是另一名使用人工胰腺的 1 型糖尿病患者的后台血糖和胰岛素曲线。可以看到，他比较经常使用 2 次注射餐时大剂量的方法：早餐 4.5U+1U 2 次注射，间隔数分钟；午餐 6U+2U 2 次注射，间隔时间 1 小时。

　　早餐的 CIR 按照 10 计算，红色曲线是糖类的吸收时间，他设为 3 小时吸收结束，蓝色曲线是活性胰岛素时间变化。早餐 60 克的糖类，他先是注射了 4.5U，之后注射了 1U，比建议的 6U 少，但闭环基础率根据血糖变化趋势自动升高和降低，从总的基础率变化来看，升高的时间段比较多。所以，如果没有使用闭环，使用普通胰岛素泵的 1 型糖尿病患者可以考虑增加上午 7 ～ 10 点的临时基础率（使用速效胰岛素调整基础率需要提前 1 小时），同时两次注射大剂量。

周四2019/09/19

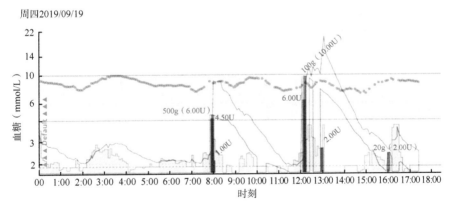

图 3-15　人工胰腺后台的胰岛素曲线：分次注射及基础率变化

　　如果不改变基础率，可以将第二次注射的 1U，改为 1.5U 或 2U，观察是否能良好控制早餐后血糖，再进行进一步调整。使用胰岛素笔进行每日多次注射治疗的 1 型糖尿病患者，则可以考虑单纯分次注射，用

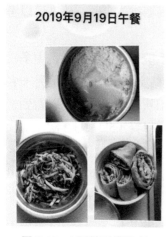

2019年9月19日午餐

图 3-16 1 型糖尿病患者
的午餐

4.5U+1.5U 或 4.5U+2U。

午餐吃的是不易消化的莜面和升糖较快的土豆丝，莜面搭配少量土豆丝，饮食上虽然互补，但以前吃这个饭经常餐一餐二（餐后 1 小时简称"餐一"，餐后 2 小时简称"餐二"，余类同）低了，餐三餐四高了（图 3-16）。

目前这样大剂量分 2 次输注，同时将糖类吸收时间从 3 小时修改为 4 小时，就没有再发生餐一餐二低，餐三餐四高的情况，血糖很平稳。延长糖类吸收时间，人工胰腺会计算还在吸收中的糖类需要多少胰岛素，配合其他计算综合调整胰岛素的基础率（图 3-17）。

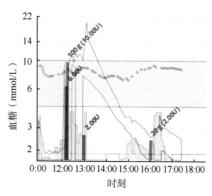

图 3-17 人工胰腺显示的该 1 型糖尿病患者为这次午餐进行的调整

在操作上尝试更多调整，使调整后的血糖平稳，会让身体和心情都保持轻松。当把这种经验发展成习惯和身体本能反应时，就感觉不到"决策疲劳"了。

如果没有半闭环胰岛素泵系统这种"高大上"的设备，只是使用传统胰岛素泵或者每日多次注射胰岛素，要如何应对这样一餐？

　　首先，还是需要了解既往的注射方法让血糖发生了怎样的变化，如果与该糖尿病患者相似，我们就可以尝试分次注射餐时胰岛素的方法。从胰岛素基础率变化曲线来看，在 13 点之前的 6U 胰岛素虽然有所消耗，但新增加的 2U 胰岛素，让活性胰岛素得以继续维持在较高水平。结合本书一开始就介绍的餐时胰岛素的作用高峰，两次注射的胰岛素让血液里的胰岛素高峰维持在 1.5 ～ 2.5 小时，与单次注射相比，峰值后延，幅度下降。基础率的胰岛素在 12 ～ 13 点增加约 2U，在 13 ～ 15 点的时间段减少约 1U，但在 15 ～ 16 点的时间段增加约 1U。所以没有使用人工胰腺的糖尿病患者在分次注射时，可以尝试 8U+2U 的方式。

　　当然，我们希望 1 型糖尿病患者不要简单照搬使用，而是在了解其中道理后，摸索自己对食物的反应及适合自己的注射方式，并及时评估调整。分次注射胰岛素，能够让高峰发生在适合的时间，并在你期望的时间有所叠加，同时改变胰岛素作用持续时间。

　　应对低 GI 高 GL 高蛋白高脂肪的一餐，需要怎样做？我们将在下面的章节中介绍。

二、碳水 - 脂肪 - 蛋白计数法

　　碳水 - 脂肪 - 蛋白计数法（carbohydrate plus fat/protein counting，CFP counting），简称 CFP 计数法 [31, 32]，用来更准确评估食物需要多少胰岛素，它在碳水计数法的基础上，考虑到了脂肪和蛋白质需要的胰岛素剂量。

1. 脂肪和蛋白质都需要胰岛素

　　之前我们介绍过，高蛋白高脂肪的食物会引起血糖持久上升，在糖类引起的餐后血糖增幅上继续攀高，到餐后 8 ～ 12 小时也可能仍然居

高不下。平时我们没有单独计算蛋白质和脂肪类食物需要的胰岛素剂量，常常是因为吃的量不是很大，或是与糖类混合一起计算了，并没有进行详细区分。

如果完全不考虑食物中蛋白质和脂肪需要的胰岛素，餐后血糖会控制不佳。比如第二课中图2-6所显示，8～17岁1型糖尿病儿童和青少年，吃四种热量、脂肪和蛋白质含量都不同的饮食，只有糖类相同，都是30克，按照个体化CIR来计算和注射30克糖类需要的胰岛素，四种饮食的血糖变化差异明显 [17]。

高脂肪高蛋白一组，在餐后1.5小时达到血糖高峰，之后维持在高水平，直至餐后4小时才开始下降，但直到餐后6小时也没有恢复到餐前水平。这个血糖曲线与之前图3-12显示的低GI高GL的血糖曲线特点相似。说明食物中有较多脂肪和蛋白质时，单纯考虑糖类需要的胰岛素，会让餐后血糖控制不佳。

CFP计数法的引入，有三个理论依据：

> 食物中的糖类、脂肪和蛋白质，都需要胰岛素。
> 食物吸收时间与营养素构成有关，富含脂肪的食物吸收时间延长。
> 糖类需要的胰岛素可以使用常规大剂量，脂肪和蛋白质需要的胰岛素适合使用方波。

2. 如何使用CFP计数法

碳水系数是计算注射1U的胰岛素能吃多少克糖类的，同样，我们也需要知道，注射1U的胰岛素可以吃多少脂肪和蛋白质，对应的名词叫作脂肪蛋白单位（fat and protein units，FPU），相应的，注射1U的胰岛素可以吃多少糖类，在"碳水系数"这个名词之外，又获得了一个新名词"碳水单位"，或"糖类单位"。

最初这方面的探讨只是粗略地用双波分配一餐的胰岛素总量 [33, 34]，直到2009年才明确提出FPU，用于更为精确地计算胰岛素剂量[35]。

应用 FPU 被证明可以较好地控制脂肪和蛋白质食物相关的血糖升高[35, 36]，在 2014 年发布的《儿童及青少年糖尿病临床实践指南》中，也引用和定义了 FPU：100 千卡脂肪 / 蛋白需要 1U 胰岛素，即 1 个 FPU[37]。

使用 CFP 计数法和 FPU 的具体建议如下：

- 计算食物中糖类需要的胰岛素剂量（CU）= 糖类克数 ÷ 个体化 CIR
- 计算食物中脂肪 - 蛋白需要的胰岛素剂量（FPU）= 脂肪 / 蛋白热量（千卡）÷100（千卡）
- 双波输注胰岛素：将糖类需要的胰岛素（CU）用一个大剂量输注，将脂肪 / 蛋白需要的胰岛素（FPU）用方波输入
- 脂肪 / 蛋白需要的胰岛素剂量：
  ➤ 1 FPU，方波设 3 小时。
  ➤ 2 FPU，方波设 4 小时。
  ➤ 3 FPU，方波设 5 小时。
  ➤ 4 FPU，方波设 6 小时。

比萨这样高糖类高脂肪高蛋白的食物，适合使用 CFP 计数法和双波大剂量来控制餐后血糖。如果比萨含有糖类 46.8g，脂肪 33.1 克，蛋白质 25.4 克，那么，按照 CFP 计数法[36]：

- 计算糖类需要的胰岛素：按照个体化 CIR，如果 CIR 是 10，那么 46.8 克糖类需要 4.5 个胰岛素，即 4.5CU。
- 计算脂肪 - 蛋白需要的胰岛素（FPU）：按照热量计算，每 100 千卡给 1 个胰岛素，脂肪 - 蛋白共 366 千卡，需要 4 个胰岛素，即 4FPU。

之后分为两组，A 组使用 CFP 计数法，完整考虑食物中的糖类、脂肪和蛋白质含量，B 组使用碳水计数法，单纯考虑食物中的糖类含量，因此：

- A 组使用双波，常规大剂量 4.5CU+ 方波 4FPU，持续时间 6 小时。
- B 组只给予常规大剂量 4.5CU。

如图 3-18 所示，两组血糖变化明显：A 组血糖在餐后 4 小时内都维持在 5mmol/L 左右，B 组血糖在餐后 2 小时上升了 2mmol/L 左右，在餐后 4 小时上升 3.3 mmol/L 左右，餐后 6 小时还维持 10mmol/L 左右。

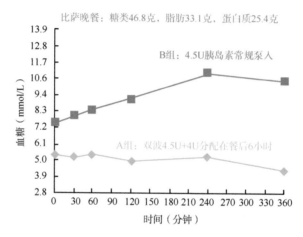

图 3-18　常规大剂量和双波大剂量的两组血糖变化曲线

说明胰岛素泵 + 双波 +CFP 计数法适合含有一定糖类的高脂肪高蛋白食物。作为应对高脂肪饮食的一种有效策略，胰岛素泵 + 双波的作用也可以通过人工胰腺（半闭环胰岛素泵）证明。

在糖类含量、升糖指数、餐时大剂量相同的情况下，脂肪增加 50 克，总热量增加 450 千卡，人工胰腺通过上调基础率让胰岛素总量增加约 40%，最终高脂肪晚餐的餐后血糖增加 1.5 ～ 3mmol/L，在餐后 2 小时开始下降，餐后 6 小时接近基线[38]。

人工胰腺的工作原理是：应用智能算法自动预测血糖变化趋势，用持续微小大剂量的方式自动调节基础率，每半小时计算一次，让基础率好像是连续的一个个微小大剂量进入体内，在后续的研发中，计算频率增加为数分钟一次。人工胰腺在高脂饮食后的基础率变化，效果类似于方波，但这个方波是根据血糖变化趋势边计算边输注，虽然很有效果，控制了餐后血糖增幅，缩短了高血糖持续时间，但还是不够完美。这是因为，目前的人工胰腺不能对脂肪将要引起的血糖升高和需要的胰岛素剂量进行预测，我们找不到相关参数设置，去输入吃了多少克脂肪，让人工胰腺来判断为了应对这些脂肪需要将基础率升高多少。单纯根据检测到的血糖及被低估的变化趋势进行自动调整，人工胰腺必然表现出反应延迟。这提示我们，即使有了最先进的控糖武器，也需要学习一些基本知识和技巧。

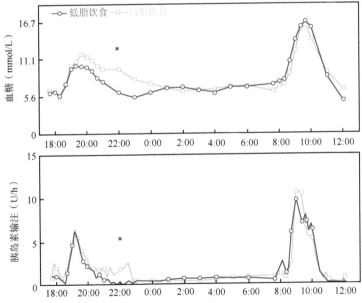

图 3-19　低脂晚餐和高脂晚餐半闭环胰岛素泵的血糖变化与胰岛素变化

从血糖和胰岛素曲线来看，手动设置临时基础率，或者手动设置方波，血糖控制可能会比完全交给人工胰腺效果要好。图 3-20 是一名使用人工胰腺的 1 型糖尿病患者某一天午餐的胰岛素使用。这一餐糖类 82 克，有一定的蛋白质和脂肪，他使用了双波，常规大剂量是 4U，之后是持续 4 小时 3U 的方波。半闭环胰岛素泵的自动调整是图中最下方浅蓝色色块的高低波动，上面的蓝色虚线区域显示的是基础率的方波，最上方的蓝色实线是两者叠加后的实际基础率。

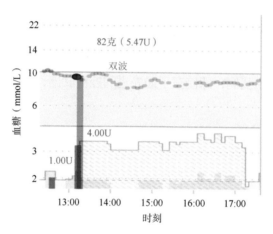

图 3-20　人工胰腺后台监测到的双波胰岛素与基础率调整

可以看到，人工胰腺自动调整幅度较小。说明在手动设置的基础上，血糖变化的大趋势已经在掌控中，轻微的目标偏离，也被人工胰腺轻松纠正。如果没有设置方波，血糖变化速度很可能超出人工胰腺的反应速度，就算竭力弥补，也不会那么完美。从这幅工作曲线图看，该 1 型糖尿病患者已经精通胰岛素的使用了，就算没有半闭环胰岛素泵，他这一餐的血糖曲线也会比较好看。科技让我们的生活变得轻松，但如果我们自身足够强大，就可以依靠智慧节省在科技方面的经济支出了。

了解了脂肪和蛋白质需要的胰岛素剂量计算方法和注射方法，反过来思考，还有其他方法来计算胰岛素剂量和使用这些胰岛素吗？有，除了 CFP 计数法，还可以根据 CIR 计算。没有使用胰岛素泵的 1 型糖尿病患者，可以使用胰岛素笔多次追加。在《胰岛素泵治疗糖尿病》一书中提到，蛋白质的 40%～60% 转变为葡萄糖。在《像胰腺一样思考》这本书中，也提到蛋白质需要的胰岛素按 50% 的 CIR 给予，进食超过 50 克的蛋白质时，需要额外的，相当于吃 20～30 克糖类的胰岛素。这本书的作者 Gary Scheiner，是美国知名的糖尿病教育者，同时也是 1 型糖尿病患者，有丰富的理论与实战经验。

根据 CIR 计算蛋白质食物需要的胰岛素剂量，可以按照下面的公式计算，脂肪的胰岛素用量算法相同：

- 蛋白质需要的胰岛素剂量 = 蛋白质克数 ÷2÷CIR
- 脂肪需要的胰岛素剂量 = 脂肪克数 ÷2÷CIR

计算之后还需要思考，在什么时间使用怎样的方式注射。

上面我们讲的应对高蛋白高脂肪食物的双波大剂量用法，是使用胰岛素泵的 1 型糖尿病患者可以选择的方式，也是需要饮食中有一定量的糖类。如果糖类吃得较少或者较晚，以高蛋白高脂肪为主，单纯的方波大剂量更为适合。这种情况见于吃自助餐，或者拖了很长时间的宴席。

没有使用胰岛素泵的 1 型糖尿病患者，也可以学习理解双波和方波的作用原理，采用分次小剂量注射的方式，模仿双波和方波。这种方法也有专业医师尝试[33]。取得良好效果的关键仍然是剂量和注射时间，如果一次尝试效果不好，可以多实践多摸索。有 1 型糖尿病患者在吃高蛋白高脂肪食物后，选择在餐后多次追加，也能维持血糖平稳，甚至达到近乎直线的血糖。

无论是否使用胰岛素泵，无论使用 CFP 计数法还是 CIR 计算，只要明白蛋白质和脂肪都需要胰岛素，我们就能更精确地判断食物需要的胰岛素总剂量。

在头脑中描绘食物升糖曲线，以及胰岛素的作用曲线，有利于我们明确适合的给药时间，这一点与剂量同样重要。这种训练，能让我们进入智慧思考、实践、成长的良性循环。

3. 饮食的节制和中庸

目前，并没有一种胰岛素能够完美匹配所有食物，所以在学习灵活使用胰岛素的同时，还需要注意饮食的节制与搭配，理性中庸，避免过于极端。

无论想要挑战高 GI 高 GL 饮食，或者高蛋白高脂肪食物，探索的步伐都可以保守一点，缓慢一点，循序渐进，仔细品味。要相信自己，总有一天会成为精通饮食和胰岛素的控糖达人。

在没有熟练掌握胰岛素的使用时，不要给自己太大的挑战，增加心理压力和血糖压力。下面是一名 1 型糖尿病患者家长分享的饮食经验，相信会对大家有所启发：

地球上的任何生命都是靠吃才能活下去，1 型糖尿病患者更应该选择健康的食物，并且会吃。

我们家虽然饮食习惯偏素，但吃的种类很丰富，水果占的比例很大。

主食会吃大米饭、面条、烧饼、发面饼、素包子、素饺子、南瓜、地瓜、紫薯、山药、芋头、黏玉米。蔬菜是市场上卖的蔬菜，2～3种菜搭配炒。粥有小米粥、大米粥、棒子面粥、八宝粥。汤有西红柿鸡蛋汤、冬瓜紫菜汤、豆浆。水果主要吃苹果、橘子、橙子、柚子、西瓜、草莓、樱桃、葡萄、梨。零食有膨化食品、蛋黄派、鸡蛋卷、饼干、冰激凌、奶油蛋糕、面包、饮料。

在加餐时多吃水果，偶尔吃零食。

以上这些都是轮换着做，轮换着吃。这么多种类的食物，任谁也不是想吃就吃，想吃多少就吃多少的。基本做到定时定量，每日均衡地吃才是健康的。

我们的身体喜欢这种规律，消化、吸收和代谢这些食物时，身上的小细胞干起活来才不会太累，也不至于"吃"不够而懈怠。

　　我认为每一个小细胞都很聪明，它们知道自己的职责是什么。然而太规律的生活也不现实，人不能像机器人一样。我们的生活有可能随时因为某种原因而改变，比如不能按时吃饭，吃饭店的饭，比例搭配改变跟我们平时完全不一样了……面对这么多的变化因素，唯一的办法就是尝试。哪怕失败了，血糖升高了。但又不是一直高下去，通过处理降下来，孩子吃得高兴，我们也积累了经验，值了。

　　我们也爱吃甜食，比如冰激凌。我们在夏天选择两餐中间吃，先从半个冰激凌开始试验，吃前看动态血糖，根据数值注射 0.4～0.6U 的胰岛素，根据血糖变化趋势和血糖数值决定是等 10 分钟还是 30 分钟开始吃。如果血糖趋势向下（6～7mmol/L 以下），注射的大剂量起效了，慢慢吃，舔着吃。

　　慢点吃的目的是让胰岛素提前在血液里等着食物被消化，不要让食物去等胰岛素。不能因为吃了冰激凌血糖没高没低就放开吃。吃一个和吃两个对血糖的影响不一样，还是先从半个开始尝试，半个成功了再增加到一个。最好不要超过一个，毕竟是寒凉的东西，对脾胃不好；油脂超标，增加肠道负担。舌头高兴快乐时，身体细胞不快乐，但我们常听命于舌头而不倾听身体的声音。

　　我也偶尔吃不健康的食物，但不会多吃。孩子也吃，也不多吃。我把理论知识给他讲了，他就不会无限制地吃。所有的零食都大同小异，只要我们学会成功应对一种零食，其他零食就可以依样画葫芦了。看看配料表、总热量、糖类含量、克重这些信息，吃的重量不超太多，血糖就不会太让人意外。

第四课 血糖与胰岛素的使用

——用算数方法来搞定

　　1型糖尿病的发生，是因为胰腺 β 细胞受到打击，不能分泌足够的胰岛素了。代替 β 细胞的，是手中的胰岛素笔或泵。需要多少胰岛素，由大脑的智慧思考决定，而不再任由身体自动反应。这给生活带来一些麻烦，自由受到限制，很多时候不能随心所欲。但也有年龄较大的 1 型糖尿病患者说，这个病也挺有趣，它需要动脑筋可以锻炼智力，这总比得别的病好。

一、胰岛素敏感因子

围绕胰岛素的思考题有：高血糖时，需要多少胰岛素把它降下来？低血糖的发生，是因为多注射了多少胰岛素？要回答这些问题，需要知道两个术语：

- 胰岛素敏感因子（insulin sensitivity factor，ISF），也称胰岛素敏感系数，或者修正系数（correction factor，CF）。
- 活性胰岛素（insulin on board，IOB）。

胰岛素敏感因子（ISF）表示的意思是：1U 的胰岛素可降低多少血糖。你的 ISF 是多少，需要在血糖平稳时计算，如果血糖高低波动较大，偏差会比较大，要在应用中逐渐调整。

使用的公式有 1500 定律 /1800 定律，乃至 1600 定律 /2000 定律。

- 使用速效胰岛素时：ISF（mmol/L）=1800÷ 全天胰岛素总量 ÷18
- 使用短效胰岛素时：ISF（mmol/L）=1500÷ 全天胰岛素总量 ÷18

超重或肥胖，存在胰岛素抵抗者，较适合 1600 定律，体型瘦小对胰岛素特别敏感者，较适合 2000 定律或 2200 定律。比如一名 60 岁 1 型糖尿病女性，使用门冬胰岛素 + 甘精胰岛素的基础餐时治疗方案，每日胰岛素总量是 35U。

- 使用 1800 法则计算：她的 ISF=1800÷35÷18=2.85 ≈ 3。
- 使用 1600 法则计算：她的 ISF=1600÷35÷18=2.54 ≈ 2.5。

哪个定律更适合她呢？这需要结合日常的应用状况进行评估，如果存在胰岛素抵抗，则 2.5 的 ISF 比较适合她，也就是 1U 胰岛素可以降低 2.5mmol/L 血糖。

与 CIR 一样，ISF 也有年龄差异[22, 23]：

- ＜ 7 岁：ISF（mmol/L）=（2500 ～ 3500）÷ 全天胰岛素总量 ÷18
- 7 ～ 13 岁：ISF（mmol/L）=（2200 ～ 2500）÷ 全天胰岛素总量 ÷18
- ＞ 13 岁：ISF（mmol/L）=（2000 ～ 2200）÷ 全天胰岛素总量 ÷18

一些研究探讨了 1 型成年糖尿病患者中 CIR 与 ISF 的关系，可以用公式表示：

- $ISF \approx CIR \times 4.5 \div 18$

说明 ISF 的时间差异，与 CIR 是一致的[39, 40]。由于上午胰岛素抵抗较为明显，所以，有些 1 型糖尿病患者会发现自己在上午对胰岛素不太敏感，CIR 和 ISF 较低，而在下午和晚上，CIR 和 ISF 较高。也就是说，与下午和晚上相比，上午的 1U 胰岛素，对应的糖类相对较少，能降低的血糖也相对较少。

一名使用人工胰腺的 1 型糖尿病患者家长给自己孩子设定的 ISF 分两个时间段，凌晨 2 点至早上 7 点是 2，其他时间段都是 1.5，说明她观察到自己的孩子在凌晨这个时间段的胰岛素敏感性较高。

但由于个体化差异，长效胰岛素或者基础率设置的影响，以及不同时间段活动内容的干扰，在有些 1 型糖尿病患者身上我们可能看不到上面说的差异。

按照 1800 定律/1500 定律和每天胰岛素总量，我们整理一个表格（表 4-1），可以看到每天胰岛素用量越大，就是对胰岛素越不敏感，每 U 胰岛素能降低的血糖越少。

表 4-1　用 1800/1500 定律计算胰岛素敏感因子

全天胰岛素总量（U/d）	1U 胰岛素所降低的血糖值（mmol/L）	
	速效胰岛素	短效胰岛素
20	5.0	4.2
30	3.3	2.8
40	2.5	2.1
50	2.0	1.7
60	1.7	1.4
70	1.4	1.2
80	1.3	1.1
90	1.1	0.9

这个表格只能作为参考，1 型糖尿病患者还需要根据自己的年龄、进食、运动、胰岛素吸收等情况计算自己的 ISF。

二、纠正餐前高血糖

如果我们已经知道自己的 ISF=3，在进餐前发现血糖异常升高需要进行纠正，要怎样做呢？

平时午餐前血糖 6.5mmol/L，常规饮食，午餐前门冬胰岛素 7U，午餐后 2 小时血糖 8.5mmol/L，晚餐前血糖 6.5mmol/L。

情形 1：今日午餐前血糖 12.5mmol/L。

情形	午餐前 2 小时追加量	午餐前血糖（mmol/L）	午餐	午餐前追加量	午餐前胰岛素	午餐后 2 小时血糖（mmol/L）	午餐后 2 小时追加量	晚餐前血糖（mmol/L）
平时	—	6.5	如常	—	7U	8.5	—	6.5

对于空腹和餐前血糖的控制目标，《中国 1 型糖尿病诊治指南》的建议是 [5]：

- 儿童 / 青春期：5 ～ 8mmol/L
- 成年人：3.9 ～ 7.2mmol/L

我们需要采取的步骤如下。

（1）计算当前血糖比平时的血糖高多少：12.5 － 6.5=6mmol/L。

（2）计算需要多少胰岛素来纠正增高的血糖：ISF=3，也就是 1U 胰岛素可以降 3mmol/L 血糖，纠正高血糖需要的胰岛素为：6 ÷ 3=2U。

（3）计算本次餐前需要注射的胰岛素剂量：7 ＋ 2=9U。

（4）完成餐前胰岛素注射：总量 9U。

如何判断这个纠正剂量是恰当的呢？按照美国临床内分泌医师协会 / 美国内分泌学会（AACE/ACE）发布的共识声明，如果注射后 2 小时，血糖与我们的目标血糖偏差在 1.7mmol/L 以内，这个剂量就是适合的 [41]。

《中国 1 型糖尿病诊治指南》对餐后血糖的建议是：

- 儿童 / 青春期 / 成年人：5 ～ 10mmol/L

如果该 1 型糖尿病患者平常餐后 2 小时血糖都是 8.5mmol/L，那么这次餐后 2 小时血糖在 6.8 ～ 10.2mmol/L 的范围内，就都是符合期望的。但有时餐后 2 小时血糖比较理想，餐后 4 ～ 5 小时或下一餐前却发生了低血糖，所以在把握不好的情况下，可以把血糖目标设得比目标血糖高一点，比如让餐后 4 ～ 5 小时的血糖比目标高 1.7mmol/L[20]。

在有些情况下，还需要更多一些思考，比如情形 2：

情形 2：如果这次午餐前 2 小时，曾因为血糖高达 17.5mmol/L 追加了 3U 门冬胰岛素，目前要正常进餐，而血糖是 12.5mmol/L，午餐前的胰岛素应该注射多少？

情形	午餐前 2 小时 追加量	午餐前 血糖 （mmol/L）	午餐	午餐前 追加量	午餐前 胰岛素	午餐后 2 小时血糖 （mmol/L）	午餐后 2 小时 追加量	晚餐前 血糖 （mmol/L）
平时	—	6.5	如常	—	7U	8.5	—	6.5
情形 1	—	12.5	如常	2U	9U	—	—	—
情形 2	3U	12.5	如常	—	—	—	—	—

我们需要思考：之前追加的 3U 胰岛素还有多少在发挥作用，也就是"活性胰岛素"还剩多少。

三、活性胰岛素

活性胰岛素（insulin on board，IOB），就是还没有被消耗掉将要发挥作用的胰岛素。胰岛素的作用强度和作用持续时间与剂量有关，如图 4-1 所示，曲线来自短效人胰岛素和速效赖脯胰岛素的研究数据，从下到上的四条曲线分别是每千克体重 0.05U、0.1U、0.2U 和 0.3U 的剂量，胰岛素的作用高峰和持续时间。

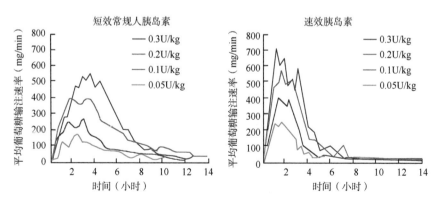

图 4-1　不同剂量的短效与速效胰岛素作用强度和持续时间

剂量越大，作用越强，持续时间越长；短效人胰岛素比速效胰岛素类似物作用持续时间更长；速效胰岛素类似物达峰更快，作用持续时间更短。所以在斟酌短效胰岛素和速效胰岛素每小时从血液中消失的速度时，可以综合考虑各种因素，再决定是按照 30%，25%，20%，还是 16% 计算。

通常认为，年轻人、儿童、青少年、对胰岛素很敏感、使用速效胰岛素及每餐胰岛素需要追加量很少的患者，胰岛素的利用率较高，消耗速度可按照每小时 25% ～ 30% 计算。

年龄较大、肥胖、对胰岛素不敏感、使用短效人胰岛素及每餐追加量较大的患者，胰岛素利用率较低，消失速度较慢，消耗速度可按照每小时 16% ～ 20% 计算。

所以要回答情形 2 中"午餐前的胰岛素应该注射多少"，我们需要采取的步骤是：

（1）计算午餐前 2 小时追加的 3U 胰岛素剩余多少在发挥作用。

- 每小时消耗 30%，2 小时消耗：30%×2=60%
- 3U 追加胰岛素还剩 40%，也就是剩余胰岛素 =3U×40%=1.2U

（2）计算当前血糖比平时的血糖高多少：

- 当前血糖—平时血糖 =12.5mmol/L — 6.5mmol/L=6mmol/L

（3）计算需要多少胰岛素来纠正增高的血糖：

- 校正胰岛素剂量 = 需纠正的血糖 ÷ISF=6÷3=2 U

（4）计算本次餐前需要注射的胰岛素剂量：

- 本次胰岛素剂量 = 本餐需要量＋校正量—剩余胰岛素量 =7 ＋ 2 — 1.2=7.8U ≈ 8U

完成餐前胰岛素注射：总量 8U。

其实是增加了一个计算活性胰岛素的步骤。

情形	午餐前2小时追加量	午餐前血糖（mmol/L）	午餐	午餐前追加量	午餐前胰岛素	午餐后2小时血糖（mmol/L）	午餐后2小时追加量	晚餐前血糖（mmol/L）
平时	—	6.5	如常	—	7U	8.5	—	6.5
情形1	—	12.5	如常	2U	9U	—	—	—
情形2	3U	12.5	如常	2U-1.2U	8U	—	—	—

在生活中，我们会有更多复杂的情况，比如不同情形的餐后高血糖，要怎样纠正？

四、纠正餐后高血糖

午餐前没有追加胰岛素，午餐前血糖 6.5mmol/L，餐前注射 7U 门冬胰岛素，目前是午餐后 2 小时，血糖 14.5mmol/L。

是否需要追加胰岛素进行纠正？追加多少？为了回答这个问题，我们还需要进一步追问几个问题。

（1）问题 1：还有多少胰岛素在发挥作用？

餐前注射 7U 门冬胰岛素，餐后 2 小时消耗了：30%×2=60%，还剩 40%，也就是 7×40%=2.8U。

这 2.8U 活性胰岛素，可以让血糖继续下降。

（2）问题 2：饮食及血糖变化趋势如何？

在午餐后 2 小时，食物吸收已经减少，但还在继续，那么血糖是将要下降，还是居高不下呢？这与午餐前吃的糖类、蛋白质、脂肪的含量关系很大，不同食物构成的餐后血糖变化特点不同。

情形	午餐前2小时追加量	午餐前血糖（mmol/L）	午餐	午餐前追加量	午餐前胰岛素	午餐后2小时血糖（mmol/L）	午餐后2小时追加量	晚餐前血糖（mmol/L）
平时	—	6.5	如常糖类?	—	7U	8.5	—	6.5
情形3	0	6.5	蛋白质、脂肪?	—	7U	14.5	—	—

情形3：午餐糖类增加，高GI，蛋白质和脂肪与平时相似

- 后续血糖或将进入下降趋势，但不能下降到平常水平。
- 按照平时餐后2小时血糖8.5mmol/L，到下餐前降低到6.5mmol/L，剩余的2.8U活性胰岛素还能让血糖继续下降2mmol/L，从目前的14.5mmol/L降低到12.5mmol/L。
- 到下一餐前血糖6.5mmol/L，还需要降：12.5 — 6.5=6mmol/L
- 血糖降6mmol/L需要的胰岛素 =6÷ISF=6÷3=2U
- 行动：注射2U追加量胰岛素。

情形	午餐前2小时追加量	午餐前血糖（mmol/L）	午餐	午餐前追加量	午餐前胰岛素	午餐后2小时血糖（mmol/L）	午餐后2小时追加量	晚餐前血糖（mmol/L）
平时		6.5	如常糖类增加	—	7U	8.5	—	6.5
情形3	0	6.5	蛋白质、脂肪如常	—	7U	14.5	2U	—

　　如果到下一餐前血糖与目标血糖相似或略高1.7mmol/L，如8.2mmol/L，这个剂量就是适合的。

　　情形4：午餐糖类增加，高GI，蛋白质和脂肪比平时减少

- 后续血糖或将进入快速下降趋势，甚至有低血糖的风险。
- 行动：不追加胰岛素，增加血糖监测频率。

情形	午餐前2小时追加量	午餐前血糖（mmol/L）	午餐	午餐前追加量	午餐前胰岛素	午餐后2小时血糖（mmol/L）	午餐后2小时追加量	晚餐前血糖（mmol/L）
平时	—	6.5	如常	—	7U	8.5	—	6.5
情形4	0	6.5	糖类增加蛋白质、脂肪减少	—	7U	14.5	不追加	—

情形 5：午餐糖类增加，高 GI，蛋白质和脂肪也增加

- 后续血糖将居高不下，甚至进一步升高。
- 重新思考午餐食物需要的胰岛素剂量。
- 结合血糖变化趋势，计算并追加胰岛素。
- 增加血糖监测频率。

情形	午餐前2小时追加量	午餐前血糖（mmol/L）	午餐	午餐前追加量	午餐前胰岛素	午餐后2小时血糖（mmol/L）	午餐后2小时追加量	晚餐前血糖（mmol/L）
平时	—	6.5	如常	—	7U	8.5	—	6.5
情形5	0	6.5	糖类增加蛋白质、脂肪增加	—	7U	14.5	追加	—

如果我们不知道午餐多吃的食物会让血糖如何变化，也不知道2.8U 活性胰岛素能有多少作用，想继续观察 1 ～ 2 小时，积累经验，也需要适当增加血糖监测频率，多喝水，争取能够及时采取补救措施。

五、纠正睡前高血糖

《中国 1 型糖尿病诊治指南》[5] 对睡前血糖控制目标的建议是：

- 儿童 / 青春期 / 成年人：6.7 ～ 10mmol/L

对凌晨血糖控制目标的建议是：

- 儿童 / 青春期：4.5 ～ 9mmol/L

如果睡前 22:00 发现血糖高达 16mmol/L，除了思考餐后高血糖的一些问题之外，还要注意 ISF 的选择。

如果晚餐吃得比较平常，不需要更多考虑，那么就只需要思考如下一些问题：

（1）夜间的 ISF 是多少？

之前提到 CIR 和 ISF 都有时间差异，ISF $\approx$ CIR$\times$4.5$\div$18。

早餐如果是 300 ÷ 每日胰岛素总量，午餐和晚餐可能增加到 400 ÷ 每日胰岛素总量，没有夜间的相关数据，但夜间可能会继续增加。

如果午餐和晚餐 CIR=10，夜间 CIR 可能会上升为 12.5，相应地计算中午 ISF $\approx$ 2.5，夜间 ISF $\approx$ 3。但在有些患者中，夜间 ISF 会更高，达到 4 或 5。

（2）追加胰岛素后的血糖控制目标定为多少？

需要把目标血糖值设得高一点，让追加胰岛素后的 4 ～ 5 小时，血糖在 9 ～ 10mmol/L，而不是 6mmol/L，有利于避免夜间低血糖。

（3）计算需要追加的胰岛素：

- 计算期望血糖下降值：当前血糖—目标血糖 =16 — 10=6 mmol/L
- 计算血糖降低 6mmol/L 需要的胰岛素：需降低的血糖 ÷ISF =6÷ISF=6÷3=2U
- 如果不调整 ISF 为 3，仍按 2.5 计算，校正胰岛素剂量 =6÷2.5= 2.4U $\approx$ 2U

（4）行动：注射追加量 2U 胰岛素。

六、胰岛素追加量计算公式

有一个公式，可以应用于不论餐前还是餐后胰岛素的剂量计算，可以称之为胰岛素追加量计算公式。

胰岛素剂量＝糖类需要的剂量＋校正剂量－活性胰岛素 [43]

学习到现在，我们会看到，这个公式适用的情况还是比较多的。然而，公式里面没有考虑到不同食物的影响，所以在实际操作中，还要记得蛋白质和脂肪对血糖的影响，蛋白质和脂肪需要的胰岛素也应该被纳入思考。

七、高血糖下降的适宜速度

理想的血糖控制既要关注平均血糖，也要关注血糖波动。研究发现，糖尿病患者的血糖波动（变异性）与动脉粥样硬化的发生密切相关，无论是快速上升，还是快速下降。当平均血糖波动＞ 3.9mmol/L 时，主要心血管事件的发生风险增加 2.4 倍。因此建议把血糖波动控制在 3.9mmol/L 以内。

日常的血糖波动有一些不同的比较方法，如餐后与餐前的血糖变化，今天与昨天相比的空腹血糖变化，今天血糖最低值与最高值的差值等。在《胰岛素泵治疗糖尿病》建议：餐后 1 小时血糖较餐前升高控制在 2.2 ～ 4.4mmol/L。

中国台湾糖尿病卫教学会的教材建议：餐后 2 小时血糖较餐前升高 1.7 ～ 3.3mmol/L，下一次餐前较上一次餐前升高＜ 1.7mmol/L。

考虑到血糖波动对心血管的影响，高血糖时降低血糖的速度不宜太快，可以参考《中国高血糖危象诊断与治疗指南》的建议，让血糖以每小时 2.8 ～ 4.2mmol/L 的速度下降，如果第一个小时下降不足10%，或者不足 2.8 ～ 4.2mmol/L，则增加胰岛素剂量。糖尿病酮症酸中毒患者的血糖降低到 11.1mmol/L，高血糖高渗性综合征患者的血糖降低到 16.7mmol/L，就可以在这个水平逐渐调整，维持血糖平稳下降。提示：在高血糖时，不必把血糖下降的目标设定得太低或正常，因为设定太低，必然要使用更多的胰岛素，血糖下降速度可能会太快。上述血糖波动的目标及血糖下降速度的数值，为方便记忆可以四舍五入，如将血糖波动控制在 2 ～ 3mmol/L，将高血糖下降速度控制在每小时2 ～ 4mmol/L。

八、低血糖的应对与思考

1. 什么是低血糖？

低血糖是指糖尿病患者在药物治疗过程中发生的血糖过低现象，可导致身体不适甚至有生命危险，也是血糖达标的主要障碍，应该引起特别注意和重视。

对非糖尿病患者来说，低血糖症的诊断标准是血糖＜ 2.8mmol/L；对于接受药物治疗的糖尿病患者来说，只要血糖≤ 3.9mmol/L 就属于低血糖范畴。

低血糖的症状和体征是由于神经元缺乏葡萄糖所致，可分为 2 类：自主神经系统症状和中枢神经系统症状。前者由自主神经系统兴奋引起，后者是大脑缺乏葡萄糖所致。

低血糖的症状与血糖水平及血糖的下降速度有关，可表现为交感神经兴奋，如心慌、焦虑、出冷汗、发抖、饥饿、情绪不稳或头痛等，以及中枢神经症状，如抽搐、嗜睡、意识丧失、昏迷甚至死亡（表4-2）。

表 4-2　低血糖的症状与体征

	自主神经系统	中枢神经系统
症状	饥饿感 流汗 焦虑不安 感觉异常 心悸 震颤	虚弱、乏力 头晕 头痛 意识模糊 行为异常 认知障碍 视物模糊、复视
体征	面色苍白 心动过速 脉压增宽	中枢性失明 低体温 癫痫发作 昏迷

老年患者发生低血糖时，常表现为行为异常或其他非典型症状。夜间低血糖常因难以发现而得不到及时处理。有些患者在多次频发低血糖后，可发生没有先兆症状的低血糖昏迷。

一些糖尿病患者会发现，有时血糖不低也颤抖难受，这是为什么呢？有低血糖的感觉，但实际血糖水平没有达到低血糖的标准，这种情况称为"反应性低血糖"，主要是因为身体习惯了高血糖，不习惯降低下来的血糖水平。对于平时血糖控制很差（糖化血红蛋白 >9% ～ 10%）、长期高血糖的患者来说，血糖达到正常范围时，就会有低血糖样的反应。比如，平时血糖在 13.9mmol/L 以上，当血糖降低到 6 ～ 7mmol/L 时，就感觉到心慌、颤抖、出汗、不舒服。

　　有些患者情况相反，即使血糖已经低于 3.9mmol/L 了，他们也没有感觉。这是为什么呢？一种情况是，他们血糖控制良好，长时间接近正常范围，因此对低血糖不敏感。另一种情况是，他们患糖尿病时间长，有自主神经病变，降低了交感神经的敏感性。后者因为缺乏对低血糖的感知，常一发生低血糖就表现为昏迷。

　　自主神经病变可影响身体对低血糖的反馈调节能力，增加发生严重低血糖的风险。同时，低血糖也可能诱发或加重自主神经病变，形成恶性循环。

　　因为对低血糖不能及时感知的情况并不少见，所以糖尿病患者不能过于相信自己的感觉，要进行规律的血糖监测，确保血糖在安全适合的范围。

　　以下人群要特别小心，因为他们容易出现对低血糖感知减退的情况[20]：

　　（1）既往多次发生低血糖。

　　（2）平时血糖水平较低、控制非常好（HbA_{1c} < 6%）。

　　（3）缓慢逐渐下降的血糖。

　　（4）合并糖尿病神经病变，特别是合并心血管自主神经病变。

　　（5）糖尿病病史很长。

　　（6）处于应激状态或抑郁状态。

　　（7）饮酒后 12 小时内。

　　（8）没有生活自理能力或自理能力很差。

　　（9）服用某些药品时，如 β 受体阻滞药普萘洛尔（心得安）、美托洛尔（倍他乐克）、阿替洛尔（氨酰心安）等。

　　低血糖发生时，人体发生的应对反应包括[44]：①胰岛素分泌减少；②胰高血糖素分泌增加；③肾上腺素分泌增加；④胰高血糖素和肾上腺素刺激肝脏葡萄糖生成；⑤大脑感知到低血糖，释放信号或者通过自主神经系统使肝脏葡萄糖生成增加、胰高血糖素生成增加。

正常情况下，人体对低血糖的反应有一个循序渐进的过程，在血糖低于 3.9mmol/L、3.0mmol/L、2.5mmol/L 和 1.5mmol/L 时有不同的反应：

- 血糖≤ 4mmol/L 时，β 细胞会减少胰岛素的分泌。
- 血糖＜ 3.9mmol/L 时，交感神经激活，肾上腺素、皮质醇和胰高血糖素分泌增加，出现颤抖、焦虑、烦躁、饥饿、虚弱、疲劳、头晕、头痛等表现，肝脏葡萄糖生成增加，以便升高血糖。
- 血糖＜ 3.0mmol/L 时，大脑功能异常。
- 血糖＜ 2.5mmol/L 时，出现意识丧失。
- 血糖＜ 1.5mmol/L 时，出现昏迷或癫痫。

但发生感知减退的糖尿病患者，常血糖降低到 2mmol/L 以下，才能激活交感神经系统，在还没来得及产生心慌、饥饿等保护性感觉的情况下，血糖就下降到 3.0mmol/L 以下，发生大脑功能异常乃至意识丧失了。

对低血糖不能及时感知的情况并不少见，1 型糖尿病患者发病 1～2 年，体内的胰高血糖素对低血糖的反应就减弱了，有 17% 的 1 型糖尿病患者对低血糖无感知。

2. 如何应对低血糖？

在低血糖时，无论吃什么，血糖都不会立即回复正常，一般需要 10～15 分钟。所以在低血糖时，不要一下子吃得太多，让血糖升得太高，只要用快升糖的食物，让血糖尽快升到安全范围就可以了。轻度至中度低血糖患者，需尽快服用 15 克高升糖指数的糖类，如葡萄糖片、葡萄糖胶、方糖、甜饮料、水果糖等。

这些高 GI 的糖类可以在 5～15 分钟内升高血糖水平，所以糖尿病患者需要在 15 分钟后测血糖，如果血糖仍然≤ 3.9mmol/L，就再吃 15 克的糖类。这些包含数字"15"单位"分钟"及"克"的建议，被称为

15-15 法则。

儿童青少年低血糖时需要的葡萄糖可以按体重计算，每千克体重 0.3 克，体重 30 千克的儿童大概需要 9 克葡萄糖，体重 50 千克的儿童需要 15 克，最多不要超过 15 克。之前讲过葡萄糖吸收的部位主要在小肠上部，不同的单糖吸收速率差别较大，半乳糖 110 ＞葡萄糖 100 ＞果糖 43，果糖和半乳糖需经肝脏代谢，转变为肝糖原或三酰甘油，短时间内只有少量会转变为葡萄糖。方糖和白砂糖的主要成分是蔗糖，蔗糖是双糖，一半是葡萄糖，一半是果糖，所以从升糖速度来讲，不如单纯葡萄糖快，但如果因为血糖升高不明显而增加摄入，就会出现延后发生的高血糖。在《胰岛素泵治疗糖尿病》一书中，把几种常用于应对低血糖的食品升糖快慢做了排序，可供参考：

葡萄糖＞蜂蜜＞白糖水＞可乐＞果汁＞葡萄干＞牛奶＞冰激凌＞巧克力[20]。

吃了不正确的食物，血糖上升速度缓慢，就容易多吃，以至于那些大量摄取但吸收慢的糖类最终让血糖升到很高。目前在网络上，已经可以买到不同口味的葡萄糖胶或者葡萄糖片。联合使用糖苷酶抑制剂的患者，发生低血糖后应静脉注射或口服葡萄糖治疗，服用蔗糖或一般甜食无效。

低血糖纠正后，如果距离下一餐至少还有 1 小时，或者发生了夜间低血糖，还需要加餐一次，可以选择升糖指数低的糖类，并避免摄入过多热量。

3. 让血糖上升 2 ～ 3mmol/L 要吃多少食物

在应对低血糖时，需要了解自己吃进去的食物，可以让血糖在多长时间内上升多少。答案来自于计算，也来自于经验。

- ISF ≈ CIR×4.5÷18

这是我们在前面章节中介绍过的一个公式，提示胰岛素、食物、血糖是存在对应关系的。

如果一名患者的 CIR=10，计算 ISF ≈ 2.5，提示 1U 胰岛素对应 10 克糖类，以及 2.5mmol/L 的血糖，糖类和血糖的对应关系是：10 克——2.5mmol/L。简而言之，吃 10 克糖类，血糖可以上升 2.5mmol/L，少吃 10 克糖类，血糖就会少上升 2.5mmol/L。

如果我们已经知道这位 1 型糖尿病患者的 CIR=10，ISF=3，与使用公式的计算结果不同，也没有关系，这只是数字发生了变化，糖类与血糖仍然存在着必然的对应关系，是 10 克——3mmol/L。也就是说：吃 10 克糖类，血糖可上升 3mmol/L，少吃 10 克糖类，血糖就会少上升 3mmol/L。

举例说明一下：目前血糖是 3.3mmol/L，我们希望能够升高到 5 ~ 6mmol/L 以上，让血糖上升 1.7 ~ 2.7mmol/L，需要吃多少食物？

如果这位 1 型糖尿病患者的 CIR=10，ISF=3，那么他吃 10 克糖类，血糖可上升 3mmol/L，想要上升 1.7 ~ 2.7mmol/L，需要吃的食物 =（1.7 ~ 2.7）÷3×10=6 ~ 9（克）。

也就是让血糖上升到安全的 5 ~ 6mmol/L 水平，他只需要吃 6 ~ 9 克葡萄糖。但这种计算有一个缺点，就是没有考虑到身体内胰岛素的作用。如果胰岛素还在发挥较强的降低血糖的作用，那么就算吃了食物，血糖也可能没有如期上升。所以在有了这种基本观念之后，我们会需要更多一些考虑，并且要同自己的生活经验结合起来。

4. 根据低血糖发生时间进行应对

在发生低血糖时，人们的情绪或者行为会发生改变，比如脾气暴躁、焦虑，控制不住想要吃很多东西，特别是幼小的孩童，当低血糖的饥饿和恐慌袭来时，他们会感觉自己像饥饿的老虎。所以首先要处理的是进食快升糖的食物，让血糖尽快上升到安全水平。

在进行快速处理后，我们需要判断：血糖是否能够达到安全水平，以及未来的低血糖风险。距离下一餐和上一餐的时间，是一个重要参照，可以让我们深入思考：

- 之前注射的胰岛素还有多少在继续发挥作用？
- 之前吃的食物吸收得如何了？
- 有无因为进餐过少血糖将持续降低的可能？
- 未来的进餐和胰岛素使用会对血糖造成什么影响？

（1）低血糖发生在餐前 ≥ 3 小时：这时的低血糖，距离上一餐的时间比较近，对于规律用餐的人来说，基本上是餐后 2 小时内。这时候的胰岛素还在作用高峰，食物吸收还未完成，之所以发生低血糖，很可能是因为胰岛素用量过大、糖类吃少了或吸收较慢，或者是餐后进行了降低血糖的运动。概括来说，这是一种胰岛素水平相对较高的状态。判断注射的胰岛素比实际需要多了多少，有利于我们用食物来精准匹配。

根据《中国 1 型糖尿病诊治指南》推荐的理想血糖控制目标，餐后 2 小时血糖目标是 5 ~ 10mmol/L。如果平时都控制在 8mmol/L 左右，但这次发生了低血糖，3.3mmol/L，跟平时的 8mmol/L 相比，多降了 4.7mmol/L。让血糖升到跟平时一样的 8mmol/L 的水平，就需要用食物来补充。

如果这位 1 型糖尿病患者的 CIR=10，ISF=2.5，也就是吃 10 克糖类，血糖可上升 2.5mmol/L，那么让血糖从 3.3mmol/L 上升到 8mmol/L，并且较为持久，要怎样吃呢？

需要吃的食物 =（8 - 3.3）÷ 2.5×10=18.8（克）≈ 19（克）

所以他可以吃 10 克快升糖的葡萄糖胶，等 15 分钟低血糖纠正，血糖上升到安全水平后，再吃 10 克慢升糖的糖类即可。但如果预计后续还有持续 30 ~ 60 分钟低中强度的有氧运动，可以根据血糖监测，再少量补充糖类 10 ~ 15 克。

（2）低血糖发生在餐前 2 ~ 3 小时：低血糖发生在餐前 2 ~ 3 小时与发生在餐前 ≥ 3 小时处理原则相似，先吃一些快升糖食物，低血糖纠正后，再吃一些慢升糖食物。

（3）低血糖发生在餐前 1 ～ 1.5 小时：处理原则与上述两个时间段相似，先吃一些快升糖食物，低血糖纠正后，再吃一些慢升糖食物。

（4）低血糖发生在餐前 30 分钟：这时，只要吃快升糖食物纠正低血糖就可以，血糖升上来之后，就可以准备按平时的习惯注射胰岛素和进餐了。

（5）低血糖发生在准备吃饭时：准备吃饭时的低血糖，常令 1 型糖尿病患者困惑。很多人会犹豫，想要尽快吃饭，又不知道胰岛素应该怎样注射。

这时，还是按照低血糖应对的 15-15 法则，吃 10 ～ 15 克快升糖食物来纠正低血糖，并且要在 10 ～ 15 分钟低血糖纠正后才开始正餐。

如果用正餐代替快升糖的葡萄糖或果汁，低血糖纠正就会比较慢，低血糖对身体的伤害也会比较持久。如果没有等血糖升上来就开始正餐，混合性食物也会在一定程度上影响快升糖食物的吸收。

如果因为家人们在等待自己一同进餐，不希望因为自己影响了共同进餐的美好氛围，可以坐在餐桌旁，慢慢地喝点东西，等待血糖上升。

如果在餐前发现血糖是 4.5mmol/L，偏低，但没有到低血糖的水平，需要思考：这个血糖跟平时相似，还是比平时低很多。

如果平时餐前血糖在 5 ～ 6mmol/L，可以跟平时一样进餐、使用胰岛素。

如果平时餐前血糖在 7mmol/L 左右，今天反常地降到了 4.5mmol/L，跟平时一样进餐注射胰岛素，担心餐后低血糖，就可以尝试减少餐前胰岛素剂量，或者增加食物分量。

通过计算的方法，可以估算要减少多少胰岛素，或多吃多少食物。

如果 ISF=3，也就是 1U 胰岛素可以让血糖降低 3mmol/L，今天的血糖比平时低 2.5mmol/L（7 - 4.5=2.5），餐前的胰岛素剂量可以减少 1U。

如果使用的是胰岛素泵，可以精确地计算，血糖少降低 2.5mmol/L，需要少打的胰岛素剂量 =2.5÷3=0.8U。

如果不想少注射胰岛素，就可以比平时多吃一点。多吃的食物，对应的是少注射的胰岛素。如果注射 1U 胰岛素可以吃 1/4 碗米饭，或者小半根玉米，这顿饭就可以多吃一点米饭或者玉米。

这种换算，思考的其实就是 1U 胰岛素对应多少克糖类及多少 mmol/L 血糖。

（6）低血糖发生在睡前：睡前发生低血糖，也要按照 15-15 法则应对，吃 10 ~ 15 克葡萄糖尽快升高血糖，并且要在 15 分钟后测血糖。

发生睡前低血糖时，不仅要纠正低血糖，还需要让睡前血糖上升到安全的水平，才能放心入睡。

《中国 1 型糖尿病诊治指南》推荐的睡前理想血糖目标是 6.7 ~ 10mmol/L。一些 1 型糖尿病患者说，睡前和夜间血糖在 7 ~ 8mmol/L 时，确实睡得特别香甜安稳，如果夜间血糖低一些，在 5mmol/L，就容易做梦，睡得不太踏实。

如果睡前血糖是 3.3mmol/L，而我们希望吃到 6.7mmol/L 或 10mmol/L，就是让血糖上升 3.4mmol/L 或 6.7mmol/L，需要吃多少糖类呢？

如果这位 1 型糖尿病患者的 CIR=10，ISF=3，那么他吃 10 克糖类，血糖可上升 3mmol/L，想要上升 3.4 ~ 6.7mmol/L，需要吃 12 ~ 23 克糖类，那么大致分配，他可以在吃 10 克葡萄糖纠正低血糖后，再吃一小片含有 15 克糖类的面包。

接下来的一个重要问题是：睡前胰岛素剂量是否要按照日常剂量注射。这时候，需要思考一下睡前低血糖的原因。如果睡前低血糖是因为晚餐吃得少，已经用吃补回来了，就可以如常注射睡前胰岛素。

如果睡前低血糖是因为白天的活动量太大，发生了迟发性低血糖，这个低血糖可能会持续到整个睡眠的时间段，就需要减少睡前胰岛素剂量。

5. 制作自己的低血糖食物应对矩阵

一位 1 型糖尿病患者分享了自己的低血糖食物应对矩阵，用于发生低血糖时的食物选择。

这种根据距离下一餐时间及血糖变化趋势来选择和组合食物的方法，相信会对大家有所启发。也希望大家可以总结自己的经验，做自己的个体化矩阵（表 4-3）。

表 4-3　低血糖（≤ 3.9mmol/L）的食物应对矩阵

距离下餐时间	组合食物		
	下降趋势	持平趋势	上升趋势
≤ 1 小时	速效食品	速效食品	速效食品
1 ~ 2 小时	速效食品 + 短效食品	速效食品	速效食品
2 ~ 3 小时	速效食品 + 短效食品 + 长效食品	速效食品 + 短效食品	速效食品
≥ 3 小时	速效食品 + 短效食品 + 长效食品	速效食品 + 短效食品	速效食品

她的速效食品是指高 GI 食物，不含脂肪和蛋白质，起效快，作用时间短，如葡萄糖、碳酸饮料，或含糖较高食品。

短效食品是指低 GI 食物，不含或含少量脂肪或蛋白质，作用时间适中，起效通常需要 5 ~ 10 分钟，例如苹果、橘子、梨等水果，或者果糖食品。

长效食品是指低 GI 食物，含有一定量脂肪或者蛋白质，如巧克力、牛奶、饼干等。

如何使用这个食物矩阵呢？举个例子：如果她在下午 2 点发生了低血糖，距离晚餐还有 3 个多小时，午餐前注射的胰岛素还有很多仍然在发挥作用，动态血糖监测显示血糖还在下降中，她会选择速效食品 + 短效食品 + 长效食品的组合。

首先使用速效食品将血糖升上去，这种速效食品常在 15 分钟后就可以帮她脱离低血糖，但血糖在胰岛素的作用下可能会继续下降，因此需要再进食一些短效食品来平衡胰岛素。之后，因为整个下午并非静止不动的，还会有一些活动，在低血糖纠正后，再进食一些长效食物维持血糖平稳。

6. 低血糖的原因与预防

低血糖的发生是饮食、运动、胰岛素治疗方案和注射技术等方面平衡的结果，所以在反复发生低血糖时，1 型糖尿病患者需要围绕这几方面进行分析和思考：

➤ 饮食相关：进食过少，或没有进食；饮酒后；疾病导致食物消化吸收障碍，如腹泻、胃痉挛、胃轻瘫等。

➤ 运动相关：没有及时适当地减少胰岛素剂量，或者没有及时补充糖类食物。

➤ 胰岛素相关：剂量过大；未及时根据生活、工作或身体状况进行调整，如工作强度下降，创伤、手术恢复期；注射了胰岛素，但进餐延迟；注射部位问题，如从上臂改为腹部注射，或从有脂肪增生的部位改为无增生吸收良好的部位；洗热水澡或桑拿使血流速度加快，胰岛素吸收速度加快。

采用下面一些方法，有助于预防低血糖：

➤ 坚持每天测血糖，因为只有监测血糖才能发现低血糖或已经偏低的血糖。

➤ 及时进餐，外出时随身携带糖类食品，避免空腹饮酒。

➤ 运动前中后要多测血糖，根据运动量增加糖类和减少口服药或胰岛素剂量；剧烈运动中和运动结束后要适当增加糖类食物或进食。

➤ 将血糖控制目标提高到一个安全范围。

➤ 学习调整口服药和胰岛素剂量的方法，及时就医，查明原因，调整治疗方案。

说起来简单，但实际上执行起来并不是很容易。

有一位老年糖尿病患者，总是吃了一点饭就没有食欲了，或者吃到最后才发现今天的饭做得比平时少，但餐前已经注射了足量的胰岛素，所以餐后常发生低血糖。

对这样的糖尿病患者来说，使用实时动态血糖监测设备，比如"瞬感"，并及时加餐，每日多餐是一个方法。

老年人防治低血糖的难点是，他们的记忆力和学习能力都减退了，即使明白自己低血糖的原因，下次还可能会忘记，甚至连加餐也会忘记，所以会反复发生低血糖。

有这样一位老年糖尿病患者，学习了如果饭前血糖偏低，可以吃完饭再注射这餐的餐时胰岛素，就常在餐前血糖 5mmol/L 左右时使用这种方法，结果餐后不记得及时注射，等想起来时血糖已经升得较高，按照原剂量注射，下一次餐前血糖又降到令她想推迟注射胰岛素的水平了。

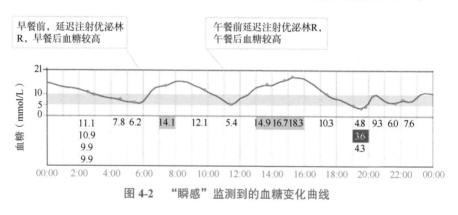

图 4-2 "瞬感"监测到的血糖变化曲线

对这样的老年糖尿病患者来说，虽然每次只能学习一点知识，但每次学习的知识都去尝试，也可以在实践中慢慢成长。进一步指导他们如果血糖不低，如 5mmol/L 时可以正常注射短效胰岛素，注射完就吃饭，他们会继续观察学习，积累自己的经验。

年轻患者会有不同的表现。有一位年轻糖尿病患者习惯喝饮料，喝前注射比较大的剂量，经常发生血糖快速上升和下降，要边看"瞬感"边纠正。在纠正高血糖时，也习惯使用一个较大的剂量，导致血糖下降过快，甚至低血糖。虽然勇于实践，但如果能在生活和胰岛素使用上更理性一些会更好。

总之，1 型糖尿病患者需要趁年轻尽早学习并熟练掌握控糖技巧，让技巧成为生活的习惯，同时纠正一些不利于控制血糖的行为习惯，让良好行为成为自己的本能，就算记忆力减退了，习惯还在，本能的保护性反应还在。

7. 与医师协商控糖目标与治疗方案

为预防低血糖，把血糖控制目标设定得较为实际一些，会更为安全，您可以与自己的医师协商控糖目标。表 4-4 是 2012 年发布的《中国 1型糖尿病诊治指南》推荐的理想血糖控制目标，可供参考 [5]。

表 4-4　1 型糖尿病患者的理想血糖控制目标

	儿童 / 青春期	成年人
糖化血红蛋白（%）	＜ 7.5	＜ 7.0
空腹或餐前血糖（mmol/L）	5 ~ 8	3.9 ~ 7.2
餐后血糖（mmol/L）	5 ~ 10	5 ~ 10
睡前血糖（mmol/L）	6.7 ~ 10	6.7 ~ 10
凌晨血糖（mmol/L）	4.5 ~ 9	

下面是一位 1 型糖尿病男孩家长分享的自己对高血糖和低血糖的看法，建议不要太纠结血糖的完美。她认为，偶尔一次高血糖和低血糖，不会对身体造成大的伤害。

太纠结血糖曲线的完美，反而会失去生活的快乐。偶尔一次高血糖和低血糖，不要紧。失败之余，要积极总结教训，做详细记录，以后遇到类似情况就知道怎样处理了。

理论上胰岛素和食物势均力敌、节奏吻合，才能保持平衡，实际上很难做到这么完美。因为我们看不到身体内部的运作过程和变化。

我们的血糖目标是 4 ～ 9mmol/L（动态值），偶尔高到 10 ～ 12mmol/L，但很快能降下来。

我想偶尔高一点，身体里的细胞可能会有自己的对策，它们对短时间的变化记忆不深，再加上细胞有新陈代谢，对身体无大碍。

伤害大的是持续性高血糖，细胞一代又一代生活在"恶劣"的环境里，它们就不正常了。它们吃不饱，营养不良，会做出错误的反应，时间长了，大问题就出现了。

目前，只需扫描就可以获知即时葡萄糖值的实时持续葡萄糖监测系统在 1 型糖尿病患者中应用很普遍，除了日常及时查看血糖，还可将数据下载后分析。

按《中国持续葡萄糖监测临床应用指南（2017 年版）》[44] 及《中国扫描式葡萄糖监测技术临床应用专家共识》[45] 推荐，在治疗时：首先减少低血糖风险，其次降低血糖波动，最后控制血糖整体达标。

图 4-3 是一名 1 型糖尿病患者的"瞬感"血糖监测报告：

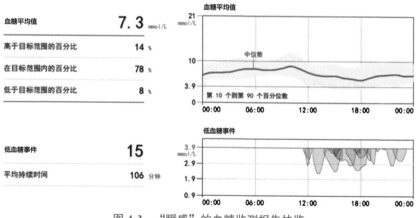

图 4-3　"瞬感"的血糖监测报告快览

可以看到在 2019 年 6 月 20 日—2019 年 7 月 3 日，血糖在目标范围（3.9 ~ 10mmol/L）内的百分比是 78%，高于目标（> 10mmol/L）范围的百分比是 14%，低于目标（< 3.9mmol/L）范围的百分比是 8%。从低血糖的分布来看，主要是中午 12 点到半夜 11 点的时间段。如果减少低血糖的发生次数，整体血糖控制水平必然改善。在后续 2 周的调整中，高血糖和低血糖的频率都减少了，血糖在目标范围（3.9 ~ 10mmol/L）内的百分比就升高到 85%。

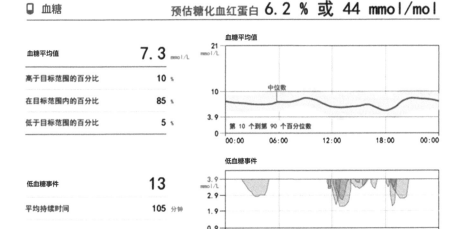

图 4-4　"瞬感"的血糖监测报告快览变化

有时，你会发现虽然已经很努力了，血糖还是高低波动没有章法，你不知道自己还能做什么。这时不要绝望，你可以找医师讨论治疗方案。因为单纯治疗方案的不合理，可以让你的控糖之路非常艰难。

一名 1 型糖尿病患者，早上注射甘精胰岛素 12U，睡前注射 5U，早、中、晚餐前分别注射门冬胰岛素 4U、7U、6U，在上午外出时，路上常发生低血糖，一直都在监测血糖和补糖，在家时就比较平稳。她早餐的大剂量已经很小了，问题出在哪里呢？

外出和居家的差别在于外出活动量比较大，路上行走的时间常超过一个小时，所以她在计划外出的那天早上，可以尝试把长效胰岛素剂量减少到 10U 来减少低血糖的发生。如果因为长效胰岛素剂量减少，导致午餐后或晚餐后血糖升高，可以酌情增加餐时胰岛素剂量。

另外一位 1 型糖尿病患者，在使用"瞬感"之前，长效甘精胰岛素是早、晚 2 次注射，早上 7 点和晚上 7 点分别注射 12U，三餐前的短效是 12 ~ 14U，经常发生午餐后的低血糖（图 4-5）。

佩戴"瞬感"之后，发现长效胰岛素用量过大，逐渐调低，最后发现最适合的长效胰岛素剂量组合是：早上 7 点 8U，晚上 7 点 8U，总量减少了 8U。改变后的长效胰岛素剂量，让他在什么都不吃的情况下，血糖也平稳，不会发生低血糖。三餐仍然是根据食物来决定注射多少剂量，基本是 10 ~ 12U。图 4-6 是他 20 天后的血糖曲线，可以看到平稳很多。

8. 餐后低血糖的胰岛素调整

如果经常在餐后发生低血糖，没有饮食不可口或餐后运动等原因，那么很可能是餐前胰岛素剂量过大造成的，这时候需要减少餐前胰岛素剂量。以下面这位糖尿病患者为例（图 4-7）：

他午餐前血糖是 5mmol/L，注射了餐前胰岛素 12U，在午餐后很快就发生低血糖，持续到午餐后 2 小时。

之前我们提到，血糖可以与目标血糖相似或偏差在 1.7mmol/L 以内。如果我们餐后 2 小时血糖的控制目标是 5 ~ 10mmol/L，实际上 6.7 ~ 11.7mmol/L 都是可以接受的。

这位糖尿病患者在出现餐后 2 小时的低血糖之前，血糖已经降到 3.9mmol/L 以下，提示需要减少餐时胰岛素剂量。那么下次午餐他应该注射多少？为了知道答案，我们需要分步回答几个问题：

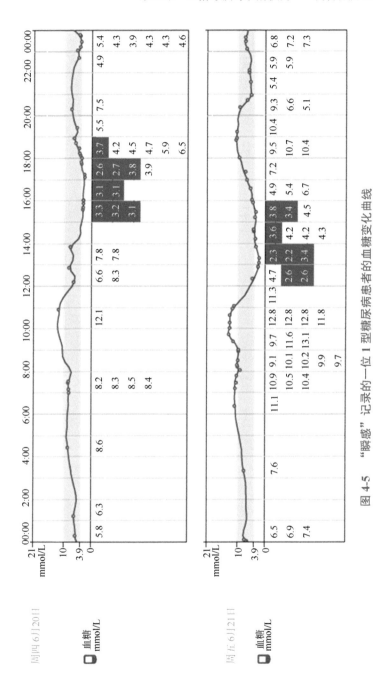

图 4-5　"瞬感"记录的一位 1 型糖尿病患者的血糖变化曲线

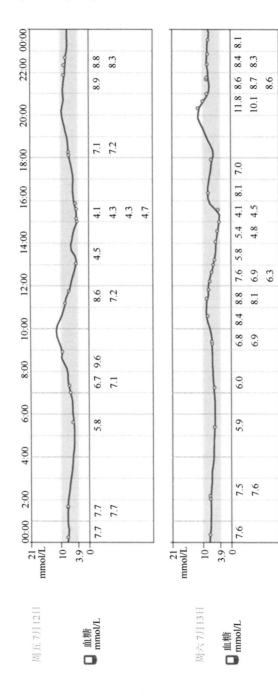

图 4-6 "瞬感"记录的这位 1 型糖尿病患者的后续血糖曲线变化

每日胰岛素总量：50U，计算CIR=10，ISF=2
按照公式：ISF≈CIR×4.5÷18，计算ISF≈2.5

11:30午餐，注射餐前胰岛素12U，12:30～13:30低血糖持续

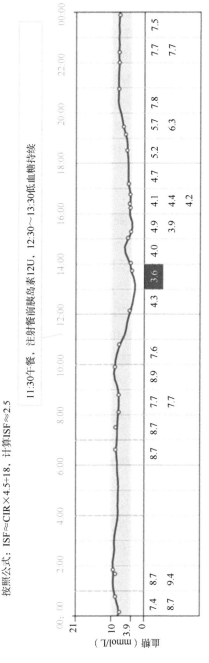

图4-7　"瞬感"记录的1型糖尿病患者血糖曲线

（1）他中午的胰岛素敏感系数 ISF 是多少？

我们通过两种方法计算，得出来两个数值，分别是 2 和 2.5，也就是 1U 的胰岛素，可以让血糖下降 2mmol/L 或 2.5mmol/L。

（2）目标血糖与实际血糖相差多少？

血糖差值 = 目标血糖 − 实际血糖 = 10 − 3.6=6.4mmol/L。

（3）让血糖降低 6.4mmol/L 需要多少胰岛素？

胰岛素需要量 = 血糖差值 ÷ISF=6.4÷2=3.2 ≈ 3U，或者 6.4÷2.5=2.56 ≈ 3U

这也是发生低血糖的这一餐，多注射的餐前胰岛素剂量。

（4）下一次吃同样的午餐需要注射多少餐前胰岛素？

下一次胰岛素 = 这次胰岛素 − 多注射的胰岛素 =12 − 3=9U

这种计算方法，属于反思或反推，还是需要用实践来检验是否正确，并做进一步调整。

（5）不减少餐前胰岛素，下次午餐需要多吃多少克糖类？

答案其实就是让血糖降低 6.4mmol/L 的胰岛素，对应多少糖类。

如果不减少胰岛素，就用食物来补充。

上面计算的胰岛素是 2.56U 或者 3.2U，他的 CIR=10，那么

- 可以多吃的糖类 = 多注射的胰岛素 ×CIR=2.56×10=25.6 克 ≈ 25 克，或
- 可以多吃的糖类 = 多注射的胰岛素 ×CIR=3.2×10=32 克 ≈ 30 克

在当前纠正低血糖的过程中，也可以适当参考这个计算结果去补充糖分，避免不足或过量。1 型糖尿病患者也可同时思考这一餐进食的特点，自己未来是否愿意在饮食上做一些调整，以及怎样调整。

九、见到食物就知道注射多少胰岛素

进行这样演算的目的，并非是让 1 型糖尿病患者学会对生活的每一餐都进行计算，而是希望经过一些计算的过程，1 型糖尿病患者能够尽快了解自己需要的正确胰岛素剂量。这些烦琐过程的目标是，见到食物，不用计算，就知道应该注射多少胰岛素。这样的目标可以实现吗？

一位使用胰岛素泵的 1 型糖尿病女孩的家长说，孩子想吃什么时，她就告诉孩子应该注射多少，这样一段时间下来，孩子就知道吃什么东西、吃多少量、注射多少胰岛素了。在这个过程中，做计算和反思的是妈妈，孩子只是记住食物和对应的胰岛素用量。当这个妈妈的计算越来越准确时，孩子的血糖就会越来越好，孩子记住的食物与胰岛素的对应剂量也越来越正确。

当 1 型糖尿病患者自己照顾自己时，他既是自己的"妈妈"，也是自己的"孩子"，并用身体记住一次次成功的实践，最终做到见到食物就知道注射多少胰岛素。

当然，为了降低对自己的挑战和压力，一段时间内，我们尽量不要吃太多花样，要慢慢增加挑战，慢慢成长。

第五课 运动让你更健康

——运动中平稳血糖的方法

尽管胰岛素发现快 100 年了, 医学技术也取得了巨大的进步, 但无论对医师还是患者来说, 1 型糖尿病的运动管理仍然很有挑战性。

一、1 型糖尿病患者也需要运动

对 1 型糖尿病成年人的运动量建议是每周运动累积时间 150 分钟，不要连续 2 天以上不运动，每周进行 2 ～ 3 次抗阻运动；对 1 型糖尿病儿童青少年的建议是每天至少运动 60 分钟，包括每周 3 天强健肌肉和骨骼的力量训练 [47, 48]。但只有不到 20% 的人能够进行每周 2 次的有氧运动，60% 的 1 型糖尿病患者根本没有运动 [46]。

1 型糖尿病患者不进行规律运动的原因有几个方面，包括：害怕低血糖，害怕血糖失去控制，没有足够的时间，没有相应的设施，缺乏动力，对体型的担忧，以及普遍缺乏运动管理知识 [49]。

《1 型糖尿病的运动管理共识声明》指出，1 型糖尿病患者在做有氧运动时血糖水平下降，大多数低血糖症状发生在有氧运动开始后的 45 分钟左右，而抗阻运动使血糖更为稳定，短暂而剧烈的无氧运动（如短跑、举重和一些竞技运动）或高强度间歇训练使血糖水平上升（图 5-1）[49]。

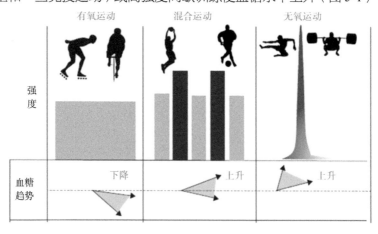

图 5-1　不同运动对血糖的影响

二、应对降低血糖的运动

1 型糖尿病患者进行有氧运动导致的低血糖,被认为比胰岛素导致的低血糖更为严重。

肌肉能利用的能源是糖类和脂肪。首先被利用的是储存在肌肉中的肌糖原,肌糖原用光之后,肝糖原释放葡萄糖供运动所需。没有糖尿病的人此时的胰岛素水平大幅下降,而肾上腺素等升糖激素水平大幅上升,促进脂肪分解为脂肪酸供能。运动 40 分钟左右时,脂肪酸供能占35%,运动 4 小时后,脂肪酸供能占 70%。

有氧运动增加了细胞上的胰岛素受体数量,改善了胰岛素敏感性,让葡萄糖更容易进入细胞降低血糖。同时,有氧运动改善了皮下脂肪组织的血流,让胰岛素吸收更充分更快速,促进葡萄糖的分布和利用,也抑制了肝糖原生成。只有胰岛素浓度下降,反向调节激素才能有效动员肝糖原生成,应对长时间有氧运动相关的低血糖。

号称"人工胰腺"的半闭环胰岛素泵因为算法程序,可以对血糖的变化做出自动调节基础率的反应,以便让血糖向目标值靠近。针对运动相关的血糖下降趋势及低血糖,也会有应对。

一项研究 [50] 发现,如果进行持续 50 分钟的有氧运动,但并不预先告知,也不对此运动做诸如加餐、调节基础率等人工反应,半闭环胰岛素泵在感知到血糖降低时会下调或暂停基础率,让运动中和运动后的血糖下降3mmol/L 左右。到运动后 2 小时内,持续葡萄糖监测系统(CGMS)显示的血糖占比中位数是:

- 在 3.9 ~ 10.0mmol/L 范围：70.5%。
- ＞ 10.0mmol/L：1.5%。
- ＜ 3.9mmol/L：27.5%。
- ＜ 3.0mmol/L：3.5%。

如果告知即将运动，并按照指南建议在运动前 20 分钟吃一定量的糖类，暂停基础率，将下一餐胰岛素剂量减少一半，则运动中血糖有轻微上升达到 11.1mmol/L 左右，并在随后的 6 小时保持平稳。到运动后 2 小时内，CGMS 显示的血糖占比中位数是：

- 在 3.9 ~ 10.0mmol/L 范围：80.5%。
- ＞ 10.0mmol/L：17.0%。
- ＜ 3.9mmol/L：2.5%。
- 没有＜ 3.0mmol/L 的血糖。

如果设计闭环自动调节程序，通过脉搏、计步器等数据感知运动，启动终止基础率、根据总体评估提醒加餐、下调最大活性胰岛素（IOB），并将下一餐大剂量减少 30%，经过这样一系列调整，血糖的高低波动都明显缩小，控制在一个狭窄的范围内，如图 5-2 黄色实线所示[50]。到运动后 2 小时内，CGMS 显示的血糖占比中位数是：

- 在 3.9 ~ 10.0mmol/L 范围：95.5%。
- ＞ 10.0mmol/L：2.5%。
- ＜ 3.9mmol/L：1.0%。
- 没有＜ 3.0mmol/L 的血糖。

因为并非所有 1 型糖尿病患者都使用人工胰腺，所以我们需要学习的是人工胰腺怎样帮我们把血糖控制得更平稳，包括三个策略[50, 51]，见图 5-2：

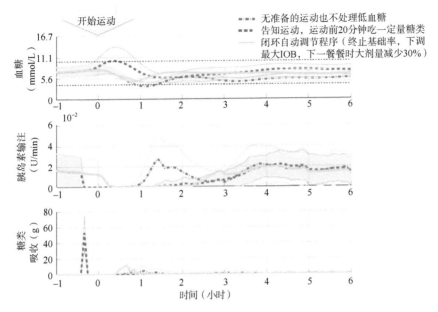

图 5-2　闭环监测到的三种方案应对运动的血糖、胰岛素变化曲线

- 提前 1.5 小时将基础率下调到 50%，运动中下调到 30% 并及时暂停基础率，持续到运动后 2 小时。
- 根据血糖和活性胰岛素考虑是否补充糖类。
- 下一餐餐时大剂量减少 30%。

　　没有使用胰岛素泵的 1 型糖尿病患者，能够学习的也是三点：关注血糖变化，及时补充糖类，下一餐餐时大剂量适当减少。

　　对 1 型糖尿病患者来说，当了解这些理论知识后，很重要的一点是记得在实践中用起来，并进行个体化调整。当良好的实践经验变成习惯时，你就会很好地控制血糖了。

三、应对升高血糖的运动

研究发现，1 型糖尿病患者进行间歇高强度运动，并不出现胰岛素敏感性增加。高强度的运动主要由肌糖原和血糖供能，很少来自脂肪和蛋白分解。

由于运动对身体的动员，运动中糖原分解增加，葡萄糖生成增加，但运动后骨骼肌葡萄糖的摄取和利用增加幅度并未同步，表现为相对减少，因此会出现运动中和运动后的血糖升高[52, 53]。

1 型糖尿病患者如果在睡前注射长效胰岛素，早上空腹不注射胰岛素，进行 25 分钟的间歇高强度运动后，90% 以上的情况下会在运动后即刻发生高血糖，血糖平均可升高 3.8mmol/L[54]。如果不给予及时校正，在运动后 3 小时，血糖仍然会维持在持续升高的状态。

此时的胰岛素校正剂量，可以按照平时的 ISF 计算，也可以在常规计算的基础上增加 1.5 倍，两种剂量都可以让运动后高血糖得到良好控制[54]。校正量的胰岛素，可以在运动后 15 分钟注射。当血糖 > 8.0mmol/L 时，就考虑给予校正胰岛素，血糖控制目标可定为 6.0mmol/L。

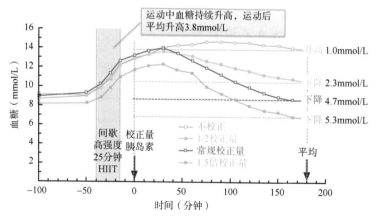

图 5-3　四种方式应对高强度运动后的血糖升高

胰岛素追加量的计算公式是：追加量 =（当前血糖 – 目标血糖）÷ISF

如果血糖是 12mmol/L，ISF=2，那么

- 追加量 =（12 — 6）÷2=3U
- 如果剂量增加 1.5 倍，那么追加量 =（12 — 6）÷2×1.5=3×1.5=4.5U

如果给予常规校正量，在校正后 3 小时，血糖可下降 4.7mmol/L，达到运动前水平；如果按照常规校正量的 1.5 倍给予胰岛素纠正高血糖，在校正后约 1.5 小时，血糖就可下降达到运动前水平[54]。

在使用校正量胰岛素 3 小时后进餐，胰岛素剂量可以减少25%。

早上进行间歇高强度运动后的高血糖，存在个体差异，可能到运动后的 13 小时，血糖就趋于平稳，也可能会持续偏高一直到运动后的 21 小时。

如果 1 型糖尿病患者在早上空腹进行 30 分钟的抗阻运动，如侧向下拉、下蹲、卧推、腿部伸展、肩压等，在停止运动静坐休息后血糖可持续上升约 2mmol/L，在休息后 20 分钟达到最高。如果不进行处理，到 2 小时左右可下降 1.3mmol/L，未能恢复运动前水平。

如果在停止运动后根据个人的胰岛素敏感系数，注射一次速效胰岛素，在注射后 35 分钟血糖就可明显下降，到 2 小时左右下降约3.3mmol/L[53]。

在这两个运动研究中，无论是间歇高强度运动，还是抗阻运动都是在早上进行，没有吃早餐，也没有注射餐前胰岛素。血糖的升高与运动有关，跟早上的升糖激素节律也有一定的相关性。

1 型糖尿病患者需要结合自己的情况，包括进餐、运动时间及血糖变化特点，找到适合自己的平稳血糖的方案。

四、混合运动是否可平稳血糖

如果高强度运动的结果是升高血糖,那么在进行容易降低血糖的运动前,进行短时间高强度运动,是否更有助于保持血糖平稳呢?

一项研究发现,让血糖正常的人进行 10 秒冲刺跑,在葡萄糖生成增加的同时出现葡萄糖的清除增加,血糖仅升高 0.4mmol/L;但如果 1 型糖尿病患者进行 10 秒冲刺跑,在葡萄糖生成增加的同时出现的是葡萄糖清除减少,血糖最终升高了 1.2mmol/L。两组的葡萄糖生成都在半小时内恢复,血糖在 2 小时内保持平稳[55]。看起来,在中等强度运动前进行 10 秒的冲刺跑,可能是有助于平稳血糖及减少低血糖。

五、1 型糖尿病运动管理共识建议

2017 年发布的《1 型糖尿病的运动管理共识声明》[49] 里有很多实用的建议,值得更多人了解及参考。

1. 运动前血糖水平与血糖管理策略

运动前需要思考血糖变化趋势,以及胰岛素浓度变化趋势,并根据个人喜好和经验采取行动。如果有减重需求,就要尽量降低胰岛素水平,从而避免补充糖类,如果希望运动有最好的发挥,就需要调整营养计划满足营养需求。

(1)血糖＜5mmol/L:运动前需补充 10 ～ 20 克糖类,并延迟运动,直到血糖＞5mmol/L,并密切监测血糖。

(2)血糖 5 ～ 6.9mmol/L:适合无氧运动和高强度间歇运动,因为这两种运动的血糖趋势是保持相对稳定、轻微下降或上升;如果进行有氧运动,在运动前补充 10 克葡萄糖。

（3）血糖 7 ～ 10mmol/L：适合持续 1 小时的有氧运动，因为有氧运动的血糖趋势是下降；也可进行无氧运动和高强度间歇运动，但血糖可能会上升。

（4）血糖稍高于10.1 ～ 15.0mmol/L：可以开始有氧运动或无氧运动，但血糖可能会上升。

（5）血糖 > 15mmol/L：如果是意外发生的高血糖，与进餐无关，需检测酮体。如果酮体水平较低，可以进行轻中强度的有氧运动；如果酮体水平轻微升高，可以进行持续时间不超过 30 分钟的低强度运动，并在运动前使用小剂量胰岛素校正高血糖；如果酮体水平较高，需要禁止运动，并控制高血糖。整个运动中都需监测血糖水平。高强度运动可能进一步升高血糖，需要小心。

2. 运动中血糖的适宜范围

运动过程中，血糖水平控制在 6 ～ 8mmol/L 比较理想。

3. 糖类的补充及低血糖的预防

在下面的表 5-1 中，来自于公开发表的研究结论或专家意见，是关于运动前和运动中补充糖类的建议。因为大量进食糖类可能会让一些人感觉胃肠道不舒服，并导致运动中和运动后的高血糖，所以为促进运动中糖类的吸收及保持水化状态，建议优选含葡萄糖或果糖的运动饮料进行补充。

表 5-1　糖类的补充及低血糖的预防

饮食和运动	有氧运动	低胰岛素水平下预防低血糖	高胰岛素水平下预防低血糖
运动前低脂低 GI 正餐	根据运动强度和类型，按至少 1g/kg 进食糖类	根据运动强度和类型，按至少 1g/kg 进食糖类	根据运动强度和类型，按至少 1g/kg 进食糖类
运动前补充高 GI 饮食或小吃	不需要为运动表现补充糖类	如果血糖 < 5mmol/L，补充 10 ～ 20 克糖类	如果血糖 < 5mmol/L，补充 20 ～ 30 克糖类

续表

饮食和运动	有氧运动	低胰岛素水平下预防低血糖	高胰岛素水平下预防低血糖
运动后饮食	按 1 ~ 1.2g/kg 糖类补充	按照运动营养指南建议恢复适宜的胰岛素	按照运动营养指南建议恢复适宜的胰岛素
持续 30 分钟以上的运动	不需要为改善运动表现补充糖类	如果血糖 < 5mmol/L，补充 10 ~ 20 克糖类	可能需要 15 ~ 30 克糖类来预防或应对低血糖
持续 30 ~ 60 分钟的运动	为改善运动表现可以补充少许糖类，10 ~ 15g/h	低中强度的有氧运动：根据运动强度和运动中血糖监测，少量补充糖类，可每小时 10 ~ 15 克高强度无氧运动：除非血糖 < 5mmol/L，否则不需补充糖类；如果血糖 < 5mmol/L，补充 10 ~ 20 克糖类	可能需要每 30 分钟吃 15 ~ 30 克糖类来预防低血糖
持续 60 ~ 150 分钟的运动	30 ~ 60g/h 糖类	为预防低血糖及改善运动表现，可补充 30 ~ 60g/h 糖类	为预防低血糖及改善运动表现，最多可补充 75g/h 糖类
持续 150 分钟以上的运动	60 ~ 90g/h 糖类，也就是每 20 分钟吃 20 ~ 30 克糖类	根据运动营养指南建议，每小时补充 60 ~ 90 克糖类，并适当调整胰岛素来控制血糖	根据运动营养指南建议，每小时补充 60 ~ 90g 糖类，并适当调整胰岛素来控制血糖

4. 每日能量需求及营养素分配

1 型糖尿病运动员需要足够的能量来满足日常活动需要，具体需根据年龄、性别、体脂构成和活动类型进行个体化考虑。每日三大营养素分配可以是：糖类 45% ~ 65%，脂肪 20% ~ 35%，蛋白质 10% ~ 35%。如果想要减重，蛋白质占比可适当增加。与良好表现相关的营养素是糖类和脂肪，蛋白质有利于恢复和维持氮平衡。

蛋白质的日需要量为 1.2～1.6g/kg，取决于运动类型和强度，以及糖类供给情况。高蛋白饮食适合有创伤修复需要及限制总能量维持瘦体质的人。

糖类对于补充运动后的糖原含量很重要，有利于尽快恢复肌糖原和肝糖原储备，预防迟发性低血糖。在糖类之外，补充适量蛋白质（20～30克），有利于肌蛋白合成，但似乎无促进糖原恢复的作用。

运动前进食低 GI 糖类可以维持糖类供给和血糖正常，运动后进食高 GI 饮食或小吃有利于促进恢复。

5. 胰岛素和食物的治疗性调整（表 5-2）

表 5-2　为减少血糖波动需进行的胰岛素和食物的治疗性调整

胰岛素和饮食	长时间耐力运动（主要是有氧运动）	短时间强度运动（有氧或无氧）
运动前：当餐胰岛素剂量下调	如果在 2 小时内进行运动，建议下调餐时胰岛素剂量，下调幅度根据运动时间、类型、持续时间及运动强度	不建议减少餐时胰岛素剂量，可能需要额外的保守的校正量
运动前：每日多次注射的患者，基础胰岛素剂量下调20%	适用于运动频率低于每 3 天一次或当天运动频率较高，也适用于每日 2 次中效胰岛素者	不建议下调基础胰岛素剂量
运动后：每日多次注射的患者，夜间基础胰岛素剂量下调20%，使用胰岛素泵的患者基础率下调	对于在下午或夜间运动的患者特别重要	对预防高强度间歇运动后的低血糖有用
临时基础率调整	基础率最大可下调100%，也就是运动中暂停泵，但还是建议运动中保留一定基础率输注；最好在运动开始前的1.5小时开始下调基础率，根据血糖情况在运动后或恢复过程中恢复基础率	运动中或运动后增加基础率可能有助于预防或治疗高血糖

续表

胰岛素和饮食	长时间耐力运动（主要是有氧运动）	短时间强度运动（有氧或无氧）
运动前：糖类补充	参考前表	不常需要
运动中：糖类补充	如果不调整胰岛素剂量，会需要每小时补充 60 克糖类，参考前表	不常需要
运动后：糖类补充	可降低低血糖风险，促进恢复，根据运动强度和持续时间，考虑是否在补充食物同时给予少许追加量胰岛素	有助于减少低血糖风险，促进恢复，但如果存在高血糖需要延迟补充，并可能需要少量胰岛素
运动前或后冲刺跑：与胰岛素和食物无关的替代或补充选择	可能有助于减少低血糖风险	可能增加高血糖风险，可考虑结合一个有氧运动来降低血糖

6. 运动前餐时胰岛素的调整

如果在餐后 1.5 小时内进行运动，可根据运动持续时间和运动强度，适当下调运动前一餐的餐时胰岛素剂量，如表 5-3 所示。

表 5-3　根据运动持续时间的运动前餐时胰岛素调整建议

运动类型	胰岛素调整	
	运动 30 分钟	运动 60 分钟
低强度有氧运动	下调约 25%	下调约 50%
中强度有氧运动	下调约 50%	下调约 75%
高强度有氧运动	下调约 75%	不建议下调
有氧运动或无氧运动	不建议下调	不建议下调

六、1 型糖尿病患者分享的运动经验

下面是一位 1 型糖尿病患者热心分享的真实运动经验，与指南和共识建议有相通之处。

42 岁，男性，患病 7 年，身高 173 厘米，体重 70 千克。

　　发病后体重减轻 7 千克，降低到 63 千克。曾经尝试慢跑等有氧运动，发现血糖高低波动较大，体重也不增加，最近 2 年改成有氧运动结合抗阻运动，感觉不仅血糖更平稳，还增强了体质，体重恢复并维持在 70 千克左右。

　　他认为消瘦的 1 型糖尿病患者不适合单纯快步走或者慢跑这种有氧运动，更适合抗阻运动。

　　他目前每天上午早餐后 1～2 小时开始运动，先有一些拉伸，之后在跑步机上跑步热身 10 分钟，之后进行 1 小时的器械力量锻炼，最后 10 分钟拉伸放松，整个过程约 1.5 小时。

　　早餐吃一个蛋，一盒奶，一个杂粮馒头，一个小菜比如拍黄瓜，一片阿卡波糖，之前注射优泌林 R8U，最近一个月改成诺和锐 8U。

　　如果血糖在 8mmol/L 以上，就直接进入运动流程，如果血糖 ＜ 8mmol/L，就吃点苹果或香蕉。如果运动前血糖是 13～14mmol/L，就追加 2U 胰岛素，等半小时血糖降低到 10mmol/L 以内再开始运动。

　　运动过程中，如果血糖低于 8mmol/L，就考虑补充食物，但因为佩戴"瞬感"，可以随时查看血糖，所以都是在 5mmol/L 左右加餐，通常是半个香蕉或半个苹果，这两种食物可以让他的血糖快速上升。

　　在下午 3 点多时，常有运动相关的延迟发生的低血糖，所以一定会加餐。加餐的种类有坚果、水果或一片面包加 240 毫升牛奶等，加餐后血糖平稳。

　　在上午运动后的午餐和晚餐，胰岛素剂量都会适当减少 25%，相当于 2U。

　　图 5-4 是患者某一天 24 小时的血糖曲线。上午 9 点多开始运动，运动中多次监测血糖。下午 3 点多如常加餐，加餐量有点多，所以在 16:30 血糖超过了 10mmol/L，但晚餐前后血糖仍然平稳。

　　由于"瞬感"在低血糖时偏差较大，常达到 2mmol/L 左右，图中显示红色低血糖时，指血其实是正常的。在蓝色曲线血糖平稳时，"瞬感"的偏差是 1mmol/L 左右。

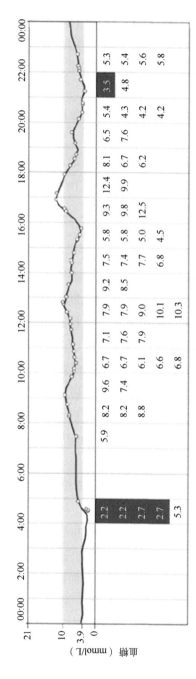

图 5-4 "瞬感"监测的一位 1 型糖尿病患者运动后血糖变化曲线

第六课 胰岛素泵

——一点儿实用技巧

胰岛素泵治疗，是采用人工智能控制的胰岛素输入装置，通过持续皮下输注胰岛素模拟人体生理性分泌模式，从而控制高血糖的一种胰岛素治疗方法。胰岛素泵治疗更有利于血糖控制和生活质量的提高，减少严重低血糖的发生风险。

一、胰岛素泵治疗的优缺点

胰岛素泵治疗适合每日多次胰岛素注射治疗血糖控制不佳的 1 型糖尿病患者，尤其是血糖波动大，反复发生酮症酸中毒，频繁严重低血糖和（或）低血糖昏迷及"黎明现象"明显的患者 [5]。

胰岛素泵治疗时可选用的胰岛素为短效胰岛素或速效人胰岛素类似物，胰岛素泵治疗的优点如下 [56]：

- 可以让身体内一直都有胰岛素。
- 可以满足不同时间段身体对不同胰岛素水平的需求，如起床时（黎明现象），两餐之间，白天和夜间，运动前、中、后不同基础率需求。
- 可以不用按时进餐，增加生活的灵活性。
- 剂量调整更精细，可调整 0.1U，甚至 0.05U。
- 能减少严重低血糖。
- 比用针管或注射笔简单，单击胰岛素泵就能输送胰岛素到身体内。
- 旅行到不同时区，调整胰岛素泵匹配时差变化比较容易。

胰岛素泵治疗的缺点如下 [56]：

- 一旦胰岛素泵出现故障，或者管路异常导致胰岛素输送中断，可能发生酮症酸中毒。
- 需要 24 小时带在身上，有些人感觉不方便，有时会让别人看到引起好奇，无法保守秘密。
- 胰岛素泵报警时有声音，需要立即停下手中的工作进行处理。

二、胰岛素泵的用餐剂量

在之前的章节中介绍了不同饮食情况下的胰岛素使用，以及高血糖和低血糖情况下的胰岛素使用，都有提及胰岛素泵的应对方法。在此，将不同饮食特点适合的胰岛素泵大剂量用法做一总结。

1. 常规大剂量

全部大剂量胰岛素即刻给予（图 6-1）。

用途：应对高糖类含量、低脂、低蛋白质、少纤维素的餐，或用于校正高血糖。

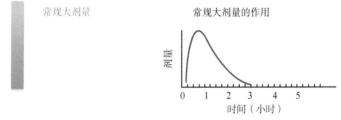

图 6-1 常规大剂量胰岛素的时间作用曲线示意图

2. 方波大剂量

大剂量胰岛素在一段时间内（30 分钟到 8 小时）给予，峰值后移，作用时间延长（图 6-2）。

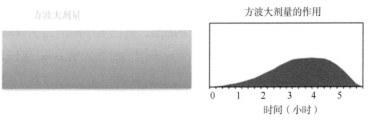

图 6-2 方波大剂量的时间作用曲线示意图

用途：食物需要更长时间吸收或延迟吸收，如高蛋白或高脂肪食物、长时间吃零食（边看电影边缓慢吃爆米花）及胃蠕动有问题排空延缓等。

3. 双波大剂量

部分大剂量胰岛素即刻给予，部分在一段时间内给予（图6-3）。

用途：进食包含快速吸收和缓慢吸收的混合性食物，如西式快餐、自助餐、皮萨、宴会等。

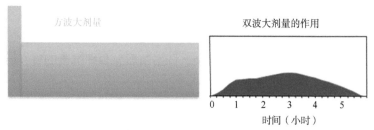

图6-3　双波大剂量胰岛素的时间作用曲线示意

4. 判断餐前剂量是否准确

研究显示，正常糖耐量的健康人，吃高 GI 米饭后，血糖高峰较餐前增加 2.7 ～ 2.9mmol/L，吃低 GI 米饭后，血糖高峰较餐前增加仅 2.2 ～ 2.3mmol/L，吃低 GI 面条血糖高峰较餐前增加不超过 2mmol/L。也就是说，如果餐前血糖是 5mmol/L，糖耐量正常的人餐后血糖高峰最多是 7.9mmol/L。

1 型糖尿病患者进餐后的血糖高峰控制在多少比较适合呢？

《胰岛素泵治疗糖尿病》一书中指出，餐后 1 小时的血糖高峰较餐前升高 2.2 ～ 4.4mmol/L 比较适合 [20]；中国台湾糖尿病卫教学会教材指出，餐后 2 小时血糖较餐前升高 1.7 ～ 3.3mmol/L、下一次餐前较上一次餐前升高 < 1.7mmol/L 为宜。

因此，《中国胰岛素泵治疗指南》建议 [57]：

- 如果餐后 2 小时血糖较餐前血糖升高超过 3.3mmol/L，降低碳水系数 10% ～ 20%，或 1 ～ 2g/U。
- 如果餐后 2 小时血糖升高低于 1.7mmol/L，增加碳水系数 10% ～ 20%，或 1 ～ 2g/U。

例如，一位 1 型糖尿病患者血糖监测如下：早餐前血糖 6.4mmol/L，早餐后 2 小时血糖 12.8mmol/L，升高了 6.4mmol/L，午餐前血糖 9.8mmol/L。

早餐前	早餐后 2 小时	午餐前	午餐后 2 小时
6.4mmol/L	12.8mmol/L	9.8mmol/L	

他早餐 CIR=10，早餐进食糖类 60 克：

- 大剂量胰岛素 = 糖类 ÷CIR=60÷10=6U
- 按照指南建议，早餐 CIR 下调 20%，CIR=8，早餐大剂量 = 糖类 ÷CIR=60÷8=7.5U

所以下一次早餐如果进食同样食物，就可以尝试给予 7.5U 的大剂量，同时观察血糖变化做进一步调整。

如果早餐前血糖 6.4mmol/L，早餐后 2 小时血糖 7.7mmol/L，升高了 1.3mmol/L，午餐前血糖 4.8mmol/L。早餐情况不变：CIR=10，进食糖类 60 克，胰岛素大剂量 = 糖类 ÷CIR=60÷10=6U。

早餐前	早餐后 2 小时	午餐前	午餐后 2 小时
6.4mmol/L	7.7mmol/L	4.8mmol/L	

按照指南建议，早餐后 2 小时血糖升高低于 1.7mmol/L，午餐前血糖也偏低，因此需要减少早餐大剂量，将早餐 CIR 上调 20%，则 CIR=12，早餐大剂量 = 糖类 ÷CIR=60÷12=5U。

下一次早餐如果进食同样食物，就可以尝试给予 5U 的大剂量，以避免低血糖发生风险，并观察血糖变化，再进一步调整。

当然，这只是针对使用常规大剂量的情况，如果使用的是方波大剂量或双波大剂量，血糖波动幅度标准相同，但胰岛素调整方式会更复杂一些。

三、胰岛素泵的基础率

基础率其实是一个个微小分钟大剂量的累加，是速效胰岛素的持续输注，在满足基础能量需要的同时，满足不同时间段的胰岛素需求。

1. 基础率设定

基础输注率与时间段应根据患者的血糖波动及生活状况来设定，一般 1 型糖尿病患者会采用更多分段。在运动或某些特殊情况时，可相应地设定临时基础输注率。

每日基础输注量 = 全天胰岛素总量 ×（40% ～ 60%）（平均50%）

初始胰岛素泵治疗时，基础率占总剂量比例建议如下 [59]：

- 成　人：全天胰岛素总量 ×（40% ～ 60%）
- 青少年：全天胰岛素总量 ×（30% ～ 40%）
- 儿　童：全天胰岛素总量 ×（20% ～ 40%）

之前提到，1 型糖尿病患者的胰岛素泵基础率波形特点存在年龄差异，不同时间段的剂量需求也存在明显年龄差异，如图 1-13（不同年龄段的胰岛素基础率特点）所示，但每个人的基础率都是不一样的 [13]。

适宜的基础率，可以让使用胰岛素泵的糖尿病患者，在空腹、没有运动和情绪激动时，血糖也能保持在一个良好水平，波动幅度 ≤ 1.7mmol/L，没有低血糖和高血糖。如果不吃饭就会发生血糖下降，提示基础率太高了。如果平时总是想吃东西，有可能是因为设置了较高的基础率，持续的高胰岛素水平对食欲有一定刺激作用，下调之后会有改善。

提示基础率偏低的几种情况如下。

（1）不吃饭血糖就会逐渐升高：说明日常的血糖平稳是用进餐时的胰岛素维持的。但如果患者已经了解自己存在这种情况，愿意用进餐和餐时胰岛素来维持血糖平稳，也是可以的。

（2）经常的全天的高血糖，或者经常需要补充追加量纠正高血糖：需要调整更适合的基础率。

通常来说，健康有活力、食欲正常的患者，基础率可以稍低；平时活动较少，进食糖类也较少的，基础率可以稍高；青春期基础率占比可以增加，随着年龄增长，基础率占比会减少。

2. 基础率测试

也被称为"跳餐"试验，就是不吃某一餐，这一餐的大剂量也不注射，观察血糖变化，如果血糖平稳，就证明基础率合适。通常一天只跳一餐。分别测定夜间、上午、下午和睡前基础率，可选自己方便的那一天进行。测试时间可参考下表：

区间	测试 大约时间段	跳过的 餐点名称	大剂量名称	测试前 餐点名称	餐点结束时间	大剂量大约持续到	测试后 餐点名称	餐点开始时间	大剂量注射时间
夜间	21:00—7:00	夜宵	追加量	晚餐	18:00	21:00	早餐	7:00	7:00
上午	5:30—12:00	早餐	早餐大剂量	夜宵	3:00	5:30	午餐	12:00	12:00

续表

测试		跳过的		测试前			测试后		
区间	大约时间段	餐点名称	大剂量名称	餐点名称	餐点结束时间	大剂量大约持续到	餐点名称	餐点开始时间	大剂量注射时间
下午	11:00—17:00	午餐	午餐大剂量	早餐	8:00	11:00	晚餐	17:00	17:00
晚上	16:00—22:00	晚餐	晚餐大剂量	午餐	13:00	16:00	夜宵	22:00	22:00

《中国胰岛素泵治疗指南》的基础率调整建议，比较简单概要，容易记忆和操作。分为下述三种情况，但（1）和（2）两点的血糖变化标准、基础率调整时间和幅度完全相同[57]：

（1）夜间基础率：

• 如果血糖上升或下降超过 1.7mmol/L，在变化前 2～3 小时调整 10%～20% 基础率。

• 如果血糖降至 3.9mmol/L 以下，需要进餐同时减少基础率 10%～20%。

（2）日间基础率（空腹原则）：

• 评估两餐间血糖（早餐前至午餐前，午餐前至晚餐前，晚餐前至睡前）。

• 如果血糖水平上升或下降超过 1.7mmol/L，应在血糖水平变化前 2～3 小时调整 10%～20% 基础率。

• 如果血糖降至 3.9mmol/L 以下，需要进餐同时减量 10%～20%。

（3）日间基础率（非空腹的餐后 2 小时血糖和下餐前血糖）：

- 对比餐后2小时血糖和下餐前血糖水平，如果没有血糖升高，则这个区间不用考虑。
- 餐后2小时血糖水平应该比下餐前血糖水平高1.7～3.3mmol/L，并应逐渐下降至下餐前的目标血糖区间内。
- 如果血糖下降超过3.3mmol/L或血糖降至3.9mmol/L以下，减少10%～20%基础率。
- 如果血糖不能下降或下降小于1.7mmol/L则增加10%～20%基础率。

下面举例说明基础率的调整方法。

一位1型糖尿病女性，妊娠32周，诉空腹血糖高，希望＜5.5mmol/L，控制在5mmol/L左右。指血稍高于动态，偏差不大。从动态血糖监测来看，2:00～6:00血糖从5mmol/L上升到6.9mmol/L，指血是7mmol/L。

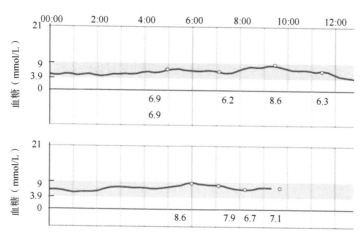

图6-4　"瞬感"监测到的一名1型糖尿病患者的空腹血糖升高

根据《中国胰岛素泵治疗指南》的基础率调整建议，可以将

1:00 ～ 6:00 基础率上调 10% ～ 20%，如图 6-5 所示：

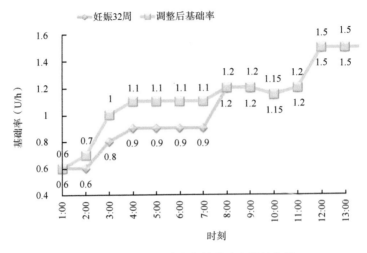

图 6-5　1 型糖尿病患者的基础率调整曲线

还有一个计算方法：希望血糖平稳在 5mmol/L，6:00 血糖需从 6.9mmol/L 下降 1.9mmol/L（血糖差值 = 当前血糖 − 目标血糖 =6.9 − 5=1.9）。

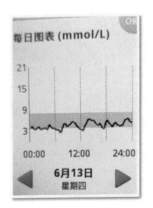

图 6-6　1 型糖尿病患者基础率调整后的血糖曲线

如果这个时间段的ISF=2.5，需要增加的胰岛素剂量 = 血糖差值 ÷ISF=1.9÷2.5=0.76U。

从 1:00 到 6:00 共 5 小时，每段基础率上调 =0.76÷5=0.152U ≈ 0.15U。

调整后血糖有改善，如图 6-6 所示：

3. 流行的基础率

并没有什么流行的基础率，还是需要根据自己的作息时间、饮食习惯、运动习惯和个体节律进行设定，包括几点加餐，以及运动种类、运动强度、运动持续时间等。在生活发生变化时，糖尿病患者可能会需要更改基础率，比如：

（1）生病发热血糖升高，提示胰岛素的需要量增加。

（2）学校或工作的内容发生变化，每天课表、体育课时间及体育项目发生改变。

（3）体重增加或减少，对胰岛素的需要量和基础率的需求会发生变化。

（4）月经的初期、中期、后期，会有不同的基础率需求。

（5）妊娠：基础率会呈现上升趋势，有些 1 型糖尿病患者 1～2 周就需要调整一次。

（6）使用一些药物，泼尼松龙，这些药物有自己的升糖作用开始时间及升糖作用最强的时间。

（7）长时间运动。

有些生活规律的 1 型糖尿病患者，会用基础率设置来弥补餐时胰岛素起效时间和作用强度方面的不足，因此在进餐前后的基础率设定会有明显的特点（图 6-7），但需要注意在作息和进餐发生变化时要进行及时调整。

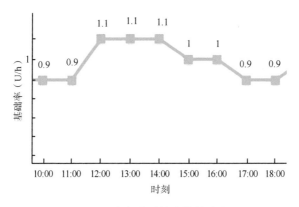

图 6-7　午餐前后抬高的基础率

4. 临时基础率

一些胰岛素泵可以根据生活习惯、生活方式设定不同的基础率模式。

比如，平时上班早上 6:30 起床，7:00 吃早餐，中午 12:20 ～ 12:30 午餐，晚上 7:00 晚餐，11:00 上床睡觉，这是工作日的作息规律。但在周末，可能会睡懒觉，不吃早餐，不注射早餐前胰岛素，午餐和晚餐都提前，下午还会踢 2 小时足球，就需要设定不同的工作日基础率和周末基础率了。

还有 1 型糖尿病女性，每到月经期血糖就普遍增高，就需要将全天基础率整体增加，直到月经结束再调回原来的基础率。

在紧张学习、会议辩论时血糖就升高的糖尿病患者，也可以提前启用调高的临时基础率让血糖更平稳。

第七课 应对特殊情况

——生病和妊娠时，如何进行胰岛素治疗

生病和妊娠时，也不能中断胰岛素治疗。

一、生病

在感染发热时，身体会多分泌一些升糖激素，让血糖升高，这时候胰岛素的需要量可能比平时增加 25% ～ 50%，但如果因为生病而食欲较差，吃得少，休息多，就不需要增加胰岛素。

为了预防高、低血糖，需要多次测定血糖，根据血糖和进食情况，调整胰岛素的用量。如果没有胃口，可以尝试平时喜欢的食物，如冰激凌、水果或汤，尽量摄取和平时一样多的糖类。

如果血糖高于 10mmol/L，需要增加胰岛素剂量。良好的血糖控制能提高身体对感染的抵抗能力。

胃肠炎一般会有呕吐和腹泻，常会发生低血糖，这时候需要大幅度降低胰岛素的剂量，这种胰岛素剂量减少的状态可能会持续一段时间才恢复。

发热时，需要补充水分。恶心呕吐时，需要少量多次喝一些真正含糖的饮料，如果汁、运动饮料、口服电解质溶液等，而不是低糖或无糖饮料。

二、妊娠

妊娠初期胰岛素的需求可能会降低，特别是在妊娠反应较严重时，之后胰岛素的需要会持续增加，一直到胎儿足月。妊娠末期胰岛素的需要量通常是妊娠前的 2 倍。

胰岛素需要量的增加，部分是因为体重增加，部分是因为胎盘分泌的激素增加了胰岛素抵抗。

分娩后胰岛素需要量就会快速下降，产后 1 周基本就能恢复到妊娠前水平，哺乳的妈妈需要把剂量降得更低，才能避免低血糖。

图 7-1 是一位 1 型糖尿病妈妈在妊娠前、妊娠中、产后的基础率变化，从中可以看到胰岛素需要量变化的大概情况。

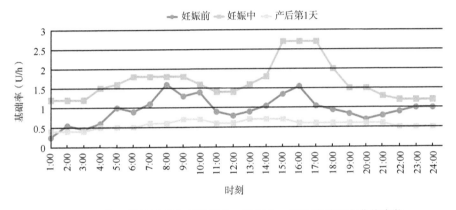

图 7-1 一位 1 型糖尿病患者妊娠前、妊娠中、产后的基础率曲线变化

之前讨论碳水系数时提到，随着妊娠进展，1U 胰岛素能够应对的碳水克数越来越小。三餐中，早餐 CIR 最低。应对早餐，在妊娠早期 1U 胰岛素可以应对 10 克糖类，到妊娠晚期，只能应对 5 克糖类，CIR 降低了 50%。说明想要吃同样多的糖类，胰岛素剂量需要增加一倍[26]（图 3-9，从妊娠 5 周到 38 周三餐的 CIR 变化）。

怀孕后的最佳血糖控制目标是：维持空腹、餐前或睡前血糖 3.3 ～ 5.6mmol/L，餐后血糖 5.6 ～ 7.1mmol/L；HbA_{lc} 尽可能控制在 6.0 % 以下，且最大限度地降低低血糖和酮症风险[58]。

孕早期总热量不低于 1500 千卡，孕晚期不低于 1800 千卡，糖类占 50% ～ 60%，每天不低于 150 克，蛋白质占 15% ～ 20%，脂肪占 25% ～ 30%。少量多餐，早中晚餐热量分配：10% ～ 15%、30%、30%，每次加餐热量占 5% ～ 10%。

血糖监测可采用 8 点法，三餐前半小时、三餐后 2 小时、睡前 1 次、空腹测量血糖，或使用动态血糖监测设备。

第八课 动态血糖监测与精准控糖

——动态血糖监测的方法和技巧

血糖监测是糖尿病治疗的重要工具，随着科技的进步，监测技术也有了飞速的发展，监测越来越准确、全面、方便。

一、动态血糖监测是血糖的摄影机

在血糖控制中，通常以糖化血红蛋白（HbA$_{1c}$）作为重要的血糖控制评估指标，配合居家自我血糖监测及持续葡萄糖监测（临床通常称之为动态血糖监测，continuous glucose monitoring，CGM），三者数据整合，方能一探糖尿病患者血糖控制的全貌。

自我血糖监测（self-monitoring of blood glucose，SMBG）是血糖监测的基本形式，而 HbA$_{1c}$ 是反映长期血糖控制平均水平的金标准。动态血糖监测技术成为传统血糖监测方法的有效补充，并逐渐在临床上及1型糖尿病患者的日常生活中得到推广和应用[59]。

动态血糖监测是血糖的摄影机，通过记录连续、全面、可靠的血糖全天信息了解血糖波动趋势，进一步发现不易被传统监测方法所探测的高血糖和低血糖，帮助医师调整和优化血糖控制方案，让更多1型糖尿病患者血糖达标（图8-1）。

表8-1　糖化血红蛋白（HbA$_{1c}$）与平均血糖关系对照表

HbA$_{1c}$（%）	平均血糖（mmol/L）
6	7
7	8.6
8	10.2
9	11.8
10	13.4
11	14.9
12	16.5

引自：Nathan DM, et al. Diabetes Care, 2008, 31:1473-1478.

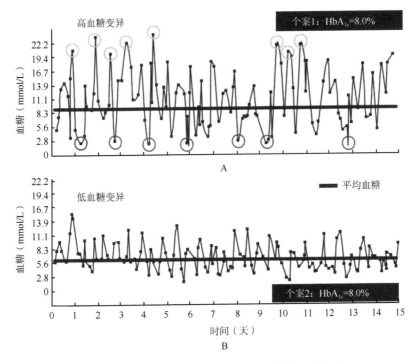

图 8-1　相同糖化血红蛋白的 2 个人血糖变异度不同

二、动态血糖监测原理

　　动态血糖监测（CGM）是通过传感器监测皮下组织间液的葡萄糖浓度变化的技术，与 SMBG 相比，CGM 可以提供更全面的血糖信息，了解血糖波动的趋势，发现不易被传统监测方法所检测到的高血糖和低血糖。CGM 主要由葡萄糖传感器、发射器、记录仪或显示器、传感器辅助植入装置和分析软件等部分组成。目前大多数不同 CGM 技术是应用电化学反应原理，通过固定在传感器上的葡萄糖氧化酶，测量组织间液中的葡萄糖浓度。传感器上的葡萄糖氧化酶与组织间液中的葡萄糖反应产生的电信号，通过 CGM 的记录仪或显示器，经过算法处理，将电信号转化为葡萄糖浓度。电流信号愈强，葡萄糖浓度愈高，电流信号愈弱，葡萄糖浓度愈低（图 8-2）。每 5 分钟监测血糖一次，一天达到 288 次的血糖记录，准确率高并最终形成 CGM 监测数据和葡萄糖图谱[60]。

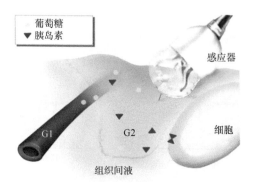

图 8-2　葡萄糖氧化酶与组织间液电流信息产生葡萄糖浓度
（引自 Rebrin K，et al. Am J Physiol，1992，277：E561–E571.）

不过，因为所测到的血糖，不是传统的毛细血管血糖，而是皮下的组织间液。所以需要测指尖毛细血管血糖，每天至少 3 次输入作校正。机器的测量范围是 2.2 ～ 22.2mmol/L，超过部分无法显示。当血糖发生快速变化时，如突然发生的低血糖，会有延迟现象，较一般指尖采血的结果晚 10 ～ 15 分钟。不过血糖变化的趋势不受影响，所以临床上还是有价值。

CGM 技术检测的是组织间液葡萄糖浓度，如果进行准确性评估，需要与静脉血糖值进行对照比较，应包括点准确度和趋势准确度两方面的内容。

指尖血最大值和最小值的绝对差平均值标准为：

- 如果指尖血糖数值≥ 5.6mmol/L，平均绝对差百分比应＜ 28%
- 如果指尖血糖数值＜ 5.6mmol/L，平均绝对差百分比应＜ 18%

三、动态血糖监测的结果解读及应用

糖化血红蛋白（HbA_{1c}）测量的准确性受多种常见临床情况的影响，例如血红蛋白病、贫血、尿毒症和妊娠。动态血糖监测可以通过几个指标，来展示糖尿病患者血糖控制的全貌，包括目标时间百分比、目标范围以上时间百分比和目标范围以下时间百分比。

1. 目标时间百分比

最新国际共识会议提出[61]（图 8-3）对于自我照护能力较好的 1 型和 2 型糖尿病患者，建议的目标时间百分比如下：

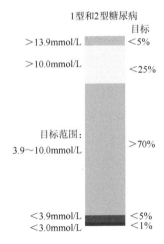

图 8-3　不同糖尿病人群 TIR 建议目标

（1）目标范围（3.9 ～ 10.0mmol/L）时间百分比（time-in-range，

TIR），需超过总时间的 70%。

（2）目标范围以上（＞10.0mmol/L 和＞13.9mmol/L）时间百分比（time above target ranges，TAR）需小于总时间的 25% 和 5%。

（3）目标范围以下（＜3.9mmol/L）时间百分比（time below target ranges，TBR）需小于总时间的 4%，其中严重低血糖（＜3.0mmol/L）的时间（TBR）需＜1%。

但是对于年龄较大、对低血糖反应较差或高危的患者则较松；对妊娠的患者则希望正常血糖时间有较高百分比，也就是更严格且波动少的控制[61]，这些是 CGM 描述短期血糖控制的关键指标。研究证实对于 TIR（%），每绝对变化 10%，HbA_{1c} 就会改变 0.8%，而且当 TIR 是 70% 时，对应的 HbA_{1c} 是 6.9%（表 8-2）。

表 8-2　HbA_{1c} 在目标范围的百分比与 HbA_{1c} 的对应关系

TIR	HbA_{1c}	95% 可信区间
40%	8.1%	7.1%～9.1%
50%	7.7%	6.7%～8.7%
60%	7.3%	6.3%～8.3%
70%	6.9%	5.9%～7.9%
80%	6.5%	5.5%～7.5%

图 8-4 是一位 2 岁 1 型糖尿病小女孩的 CGM 报告。系统会自动算出 TIR=42%，TAR=53%，TBR=5%，HbA_{1c} 预计为 8.1%。这代表血糖波动大，高血糖和低血糖起伏变化都大，并且低血糖发生时间长。系统还会提示进一步给出血糖波动的可能因素，但这些因素只是泛泛提醒，并非针对这位小女孩。如下所示。

（1）午餐后低血糖的可能原因有：药物剂量太高或用药时间不正确、胰岛素与糖类比例不理想、午餐期间运动。

（2）早餐前低血糖的可能原因有：药物剂量太高或用药时间不正确、基础胰岛素量太高、前晚进食量过少、早餐延迟、前一晚过度运动或前一晚有饮酒。

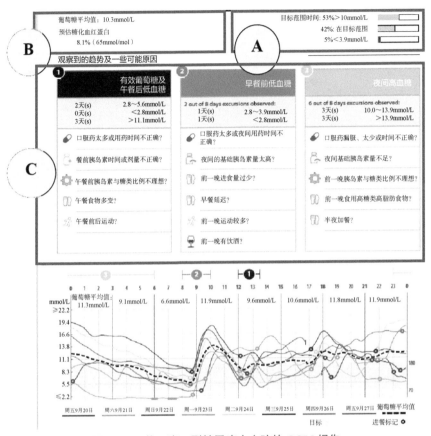

图 8-4　一位 2 岁 1 型糖尿病小女孩的 CGM 报告

（3）半夜高血糖的可能原因有：药物剂量不足或用药时间不正确、基础胰岛素量不足、前一晚胰岛素与糖类比例不理想、前一晚食用高油脂高糖类食物及半夜吃点心。

目前在中国使用较多的"瞬感"CGM 报告有所不同，血糖报告如图 4-4 所示，血糖分析如下图所示：

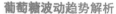
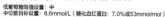
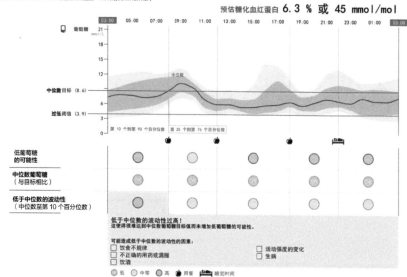

2. 日常生活资料搜集与判读

进行动态血糖监测结果的分析，需要收集日常影响血糖的相关信息，如饮食内容及分量，注射药物时间、剂型及剂量，睡眠，情绪状况及体力活动情况等。可以按下列方式整理数据（表 8-3）。

表 8-3　连续血糖监测记录表

餐次	早餐前	早餐后	午餐前	午餐后	晚餐前	晚餐后	睡前
血糖值 （mmol/L）	___	___	___	___	___	___	___
药物	□胰岛素： ___单位 □口服降糖药		□胰岛素： ___单位 □口服降糖药		□胰岛素： ___单位 □口服降糖药		□胰岛素： ___单位

续表

餐次	早餐前	早餐后	午餐前	午餐后	晚餐前	晚餐后	睡前
备注	运动：＿＿＿＿＿ 时间：＿＿：＿＿ 心情： □愉快 □亢奋 □生气 □平常心 □紧张 □生理期 其他：		运动：＿＿＿＿＿ 时间：＿＿：＿＿ 心情： □愉快 □亢奋 □生气 □平常心 □紧张 □生理期 其他：		运动：＿＿＿＿＿ 时间：＿＿：＿＿ 心情： □愉快 □亢奋 □生气 □平常心 □紧张 □生理期 其他：		运动：＿＿＿＿＿ 时间：＿＿：＿＿ 心情： □愉快 □亢奋 □生气 □平常心 □紧张 □生理期 其他：
饮食记录 （饮食内容、 份量、烹调 方式）	早餐（时间： : ） 点心（时间： : ）		午餐（时间： : ） 点心（时间： : ）		晚餐（时间： : ） 点心（时间： : ）		宵夜（时间： : ） 其余（时间： : ）
睡眠时间							

利用上述血糖饮食记录单完整记录饮食、血糖、用药和其他事件，之后可根据 CGM 趋势进行分析，做出改变建议，并指导皮下注射胰岛素的剂量：

（1）将 CGM 结果按时段（三餐、睡前到半夜、半夜到晨起）解读，根据每 2 小时血糖数值与趋势，可快速计算与调整基础率、餐前量、糖类／胰岛素比值、追加量，判读运动中的血糖变化、有无低血糖引起的反弹、有无黎明现象。

（2）运用 CGM 的好处在于可以更精确地将基础率分段，减少无知觉的低血糖，如夜间低血糖。

（3）使用 CGM 时，7 天后下载数据，CGM 会根据输入的 SMBG 数值进行校正，但须监测空腹或餐前血糖数值，才不至于造成错误校正的问题。下载后可进行精密计算与调整，如基础率、餐前量、糖类／胰岛素比值等。

3. 如何用 CGM 调整胰岛素泵

下面以一位使用胰岛素泵的 18 岁女性糖尿病患者 CGM 记录，来说明如何调整胰岛素泵。她的 CGM 记录如图 8-5 所示。

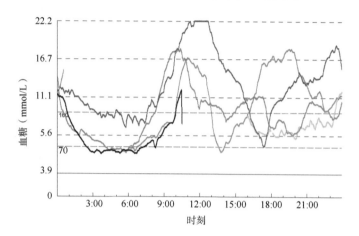

图 8-5　一位使用胰岛素泵的 18 岁女性糖尿病患者 CGM 图

（1）由上图可明显看出：

- 血糖值由午夜 0 点的高点，持续下降至凌晨 4 点后，呈现水平状态。
- 到早餐时血糖又再快速爬升，到午餐前血糖仍未下降至正常范围。
- 午餐后的血糖缺乏规律。

（2）从以上连续多日的血糖变化可以了解：

- 午夜 0 点后的基础率太高，必须下调。
- 凌晨 4 点后的血糖值维持稳定，所以这时的基础率是正确的。

（3）根据这些分析，加上基础率的改变影响到的是 1 ～ 2 小时后的血糖，采取行动：

- 把基础率从 22 点开始下调，3 点后的基础率维持不变。
- 早餐后血糖快速爬升，加上午餐前血糖值仍高，代表早餐的胰岛素剂量不足，若此糖尿病患者糖类的估计正确无误，则可下调早餐的 CIR。

在此必须强调，CGM 是用来调整主要问题的，并不是一次就可解决所有的问题。

空腹血糖关系一整天的血糖变化，在空腹血糖过高或仍处于不稳定时，无法根据 CGM 数据，进行基础率、餐前量、糖类 / 胰岛素比值的精密调整，至少还需要进行一次 CGM。CGM 可以帮助发现指血监测未发现的问题。

一位使用胰岛素泵的 32 岁糖尿病患者，因为比较担心餐后高血糖，每天都监测 4 次以上指血血糖，发现经常发生低血糖，在不当补充过多食物后又出现高血糖。使用CGM后发现，如图 8-6 所示，在上午 9 时左右，有低血糖报警，指尖血的血糖值为 3.9mmol/L，无低血糖症状，此时他要吃东西补充吗?

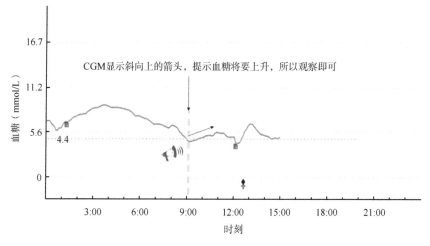

图 8-6　一位用泵 32 岁糖尿病患者的动态血糖监测图

由于 CGM 显示了血糖趋势开始是上升的，代表报警时的血糖值 3.9mmol/L，可能已经是最低点，所以暂时不需要吃东西，只需观察机器上的血糖趋势，注意是否再发生报警即可。后来监测到，此糖尿病患者到中午 12 点前也没有发生低血糖。在其他时间段发生高血糖和低血糖，如夜间高血糖和低血糖及饭后的高血糖，处理原则类似。主要是要观察血糖的变化趋势，并在发出报警时，加测指尖血糖值，搭配仪器的血糖值趋势，来决定如何处理。

四、动态血糖监测种类

CGM 技术历经近 20 年，已经研发出回顾性、实时性和按需读取式三种类型。

1. 回顾性 CGM

专业性或回顾性 CGM，可 24 小时了解血糖波动趋势。对某些容易发生半夜低血糖、黎明现象、餐后高血糖、不自觉低血糖或糖尿病治疗处方有重大改变的糖尿病患者，可使用测量结果做短期的回顾性分析，来评估糖尿病用药的调整、饮食生活方式的调整。

CGM 可以帮助糖尿病患者了解饮食、运动、饮酒、应激、睡眠、降糖药物等导致的血糖变化，可以促使糖尿病患者选择健康的生活方式及促进医患双方更有效的沟通。

2. 实时性 CGM

实时性 CGM，可立即提供血糖数据、高血糖与低血糖报警，协助患者立即进行药物或生活方式的调整。与专业性或回顾性 CGM 相比，实时性 CGM 可降低糖化血红蛋白，减少低血糖发生频率，根据血糖变化趋势预测（图 8-7）[62]，进行提前处置。

但对于特别容易紧张焦虑的糖尿病患者，需进行装机前的教育，避免因血糖起伏变化造成过大的情绪反应。

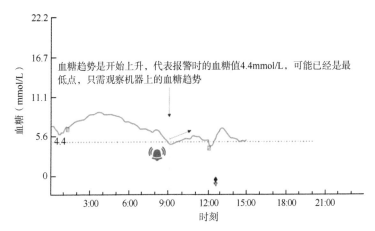

图 8-7　实时性连续血糖监测趋势变化所代表的意义

下面我们思考一下：

1 型糖尿病患者 A，自我监测血糖为 5.6mmol/L，与另一名 1 型糖尿病患者 B，看到 CGM 显示 5.6mmol/L ↓，有不同吗？

答案是：当然不同！

糖尿病患者 A 只知道现在血糖值是 5.6mmol/L，但糖尿病患者 B 可以依照箭头指示，预测 10 分钟后血糖将下降 1.1 ~ 1.7mmol/L，可能会面临低血糖的风险。

这时候糖尿病患者 B 可以再测一下指尖血，确认血糖数值，并补充适当食物，预防低血糖的发生。

除此之外，实时性 CGM 也有报警功能，在血糖预设高值与低值时发出警报提醒糖尿病患者、照护者及主治医师，同时接收到血糖变化信息。有些实时性 CGM 系统还有预测高血糖和低血糖警报，以及低血糖暂停输注胰岛素的功能，增加了更多保障。

3. 按需读取式 CGM

扫描式葡萄糖监测（flash glucose monitoring，FGM）是按需读取式 CGM 的典型代表。FGM 系统包括植入皮下的传感器和扫描检测仪两部分，扫描检测仪也是触屏阅读器。FGM 的主要技术原理与传统 CGM 相似，通过传感器监测组织间液的葡萄糖浓度，系统每 15 分钟自动记录一次葡萄糖值，最长可佩戴 14 天 [63]。

（1）FGM 系统的使用禁忌包括下面几种情况：

- 重度水肿感染
- 末梢血液循环障碍

需注意潜在干扰：服用水杨酸（阿司匹林或镇痛药）≥ 650 毫克可能造成假性低血糖。服用维生素 C ≥ 500 毫克可能造成假性高血糖。

（2）使用如果遇到以下的情况，需再以指尖血糖监测来确认：

- 怀疑读取数值不准确时。
- 可能发生高血糖或低血糖的症状时。
- 读取数值与生理状况不吻合时。
- 血糖变化速度快，趋势箭头显示↑或↓时。
- 当传感器显示缺少数值或趋势箭头时。
- 确认是否低血糖或依据箭头趋势即将发生低血糖时
- 当显示"Check Blood Glucose（测指尖血糖）"时。
- 刚佩戴的初始 12 小时。

（3）"瞬感"FGM 趋势箭头的意义，见表 8-4。

表 8-4　"瞬感"趋势箭头意义

显示	血糖趋势	血糖变化
↑	快速上升	血糖快速上升 每 10 分钟增加 > 1.7mmol/L，或在 30 分钟内升高 > 3.3mmol/L
↗	上升	血糖上升 每 10 分钟增加 0.6 ~ 1.1mmol/L，或在 30 分钟内升高 1.7 ~ 3.3mmol/L
→	缓慢改变	血糖变化缓慢 不会增加或减少，每 10 分钟变化 > 0.6mmol/L
↘	下降	血糖下降 每 10 分钟下降 0.6 ~ 1.1mmol/L，或在 30 分钟内下降 1.7 ~ 3.3mmol/L
↓	快速下降	血糖快速下降 每 10 分钟下降 > 1.7mmol/L，或在 30 分钟内下降 > 3.3mmol/L

（4）特殊情况需增加扫描监测考虑频率，见表 8-5。

表 8-5　特殊情况的扫描监测

	建议	说明
生病日	每 2 小时扫描监测	生病日血糖波动大，受药物（维生素 C 及含水杨酸解热镇痛药）或食欲影响需要更频繁地扫描监测，并搭配指尖血糖确认
衰弱 / 老年人	至少每 4 小时扫描监测预防日间与夜间低血糖	因衰弱者和老年人是低血糖发生的高风险人群，因此应尽可能频繁扫描监测
运动	在运动前、运动中每 15 ~ 30 分钟、运动后即刻、运动后 6 ~ 8 小时扫描监测	运动前的血糖监测可用来决定运动的安全性及是否需要糖类补充或校正。运动期间的扫描监测对于长时间运动相当重要。运动后数小时的扫描监测，可用来预防有氧运动后可能发生的迟发性低血糖

4. 参考 FGM，调整胰岛素剂量

使用者可以直接使用传感器上的血糖数值调整胰岛素，参考下面一些具体的建议。

（1）依据箭头趋势调整餐前胰岛素的注意事项见表 8-6。

表 8-6　依据箭头趋势调整餐前胰岛素的注意事项

显示	用餐时间	注意事项
↑	餐前显示血糖快速上升	考虑在餐前 15 ～ 30 分钟注射胰岛素
↓	餐前显示血糖快速下降	如果血糖纸于或接近 3.9mmol/L，考虑暂停胰岛素，直到箭头趋势稳定

（2）根据餐后 2 ～ 4 小时箭头趋势调整胰岛素：胰岛素的调整方法见表 8-7。

表 8-7　根据餐后 2 ～ 4 小时箭头趋势调整胰岛素的方法

箭头趋势	餐后 2 ～ 4 小时，血糖 > 13.9mmol/L 时，应对行动
↑	使用 ISF 计算并追加额外的胰岛素进行校正，并于 1 小时后再次扫描监测 如果 1 小时后仍然显示上升箭头：用指尖血确认；观察胰岛素泵是否有结晶堵塞或管路异常，必要时改变装置部位；再次追加胰岛素，使用 ISF 计算剂量
↗	使用 ISF 计算并追加额外的胰岛素，进行校正，并于 1 小时后再次扫描监测 在之后的 2 小时内避免额外追加剂量
→	不需调整，并于 1 小时后再次扫描监测
↘	不需调整，并于 1 小时后再次扫描监测
↓	不需调整，并于 1 小时后再次扫描监测

箭头趋势	餐后 2 ～ 4 小时，血糖 10.1 ～ 13.9mmol/L 时，应对行动
↑	使用 ISF 计算并追加额外的胰岛素，进行校正，并于 1 小时后再次扫描监测 在之后的 2 小时内避免额外追加剂量
↗	使用 ISFG 计算并追加额外的胰岛素，进行校正，并于 1 小时后再次扫描监测 在之后的 2 小时内避免额外追加剂量
→	不需调整，并于 1 小时后再次扫描监测
↘	不需调整，并于 1 小时后再次扫描监测
↓	不需调整，并于 1 小时后再次扫描监测

续表

箭头趋势	餐后 2 ~ 4 小时，血糖 3.9 ~ 10mmol/L 时，应对行动
↑	不需调整，并于 1 小时后再次扫描监测
↗	不需调整，并于 1 小时后再次扫描监测
→	不需调整，并于 1 小时后再次扫描监测
↘	补充 15 克糖类，并于 15 ~ 30 分钟内扫描监测。如果 30 分钟后血糖 ≤ 3.9mmol/L 并伴随下降箭头，需用指尖血糖校正，并再补充 15 克糖类
↓	补充 15 克糖类，并于 15 ~ 30 分钟内扫描监测。如果 30 分钟后血糖 ≤ 3.9mmol/L 并伴随下降箭头，需用指尖血糖校正，并再补充 15 克糖类

（3）运动前参考箭头趋势进行决策，见表 8-8。

表 8-8　运动前参考箭头趋势进行治疗决策

运动前血糖	< 5.6mmol/L	5.6 ~ 10mmol/L	10.1 ~ 13.9mmol/L	> 13.9mmol/L
	不建议运动	**谨慎运动**	**运动**	**不建议运动**
	进行糖类补充，等待血糖上升至 > 5.6mmol/L	每 30 分钟扫描监测，避免低血糖发生	每 30 分钟扫描监测，避免低血糖发生	校正及等待血糖下降至 ≤ 13.9mmol/L
↑	等待血糖上升至 > 5.6mmol/L	每 30 分钟扫描监测	每 30 分钟扫描监测	校正至 ≤ 10.0mmol/L
↗	等待血糖上升至 > 5.6mmol/L	每 30 分钟扫描监测	每 30 分钟扫描监测	校正至 ≤ 10.0mmol/L
→	补充 15 克糖类	考虑补充 15 克糖类	每 30 分钟扫描监测	校正至 ≤ 10.0mmol/L
↘	补充 15 克糖类	考虑补充 15 克糖类	每 30 分钟扫描监测	等待血糖下降至 ≤ 13.9mmol/L
↓	补充 30 克糖类	考虑补充 30 克糖类	考虑补充 15 克糖类	等待血糖下降至 ≤ 13.9mmol/L

五、动态血糖监测的糖尿病患者案例分享

1. 大量运动后的迟发性低血糖

回顾性 CGM（图 8-8）：2 岁 1 型糖尿病小女孩假日和家人到游乐园玩，跑跳活动量很大。当天血糖偏高，到 22:00 睡前血糖 9.9mmol/L。

睡前吃点心：坚果、米果及鲜奶，含糖类 4.2 克、蛋白质 2.8 克及脂肪 1.4 克。

在第二天 0:00 血糖开始下降，从 2:00 ～ 8:00 血糖一直处于 2.2 ～ 2.8mmol/L。

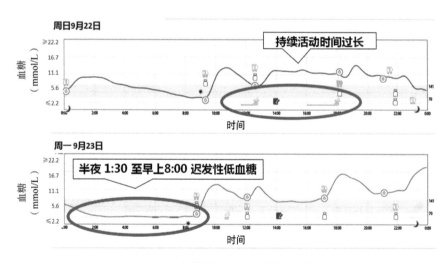

图 8-8　大量运动后的迟发性低血糖

2. 瑜伽运动后的高血糖

实时 CGM 显示：一位 36 岁使用胰岛素泵治疗的 1 型糖尿病女性患者，在瑜伽运动 90 分钟后，血糖持续上升（图 8-9）。她在进行瑜伽运动前，补打了大剂量胰岛素 0.8U，并卸除胰岛素泵。运动后实时血糖监测屏幕显示血糖持续上升，因此意识到在进行超过 1 小时的运动时，运动前卸除胰岛素泵所补打的大剂量不足。经事后测试，发现运动前大剂量需补打 1.5U，才不至于造成她在进行超过 1 小时的瑜伽运动后血糖上升。

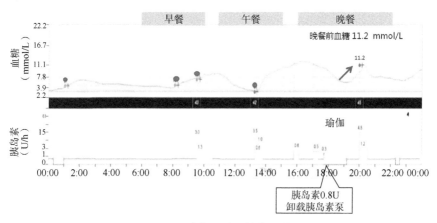

图 8-9　瑜伽运动后的高血糖

3. 情绪兴奋后血糖变高

回顾性 CGM（图 8-10）：22 岁 1 型糖尿病女研究生，晚餐糖类计算及胰岛素剂量无误，但发现餐后血糖无明显原因上升。

进一步询问是否参加圣诞夜活动，患者才回忆起当天用完晚餐随即参加学校圣诞舞会，情绪亢奋，一直到 22:00 才结束返家。

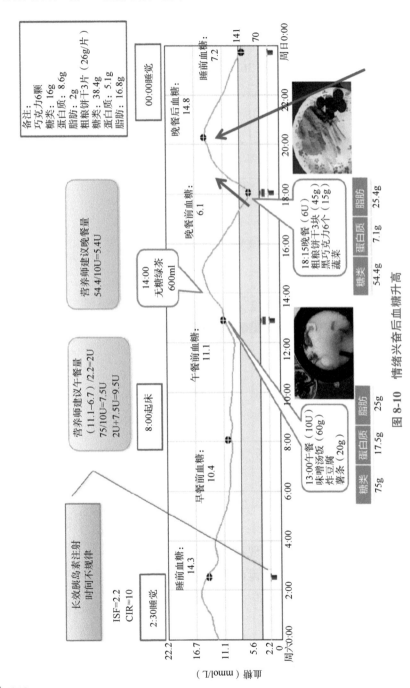

图 8-10 情绪兴奋后血糖升高

4. 情绪不佳及失眠导致的高血糖

实时 CGM（图 8-11）：30 岁 1 型糖尿病女性睡前与朋友吵架失眠，发现血糖上升，0:30 指尖血糖 11.6mmol/L，补打大剂量 0.8U，约 3:00 睡着，早上空腹血糖值 11.8mmol/L。

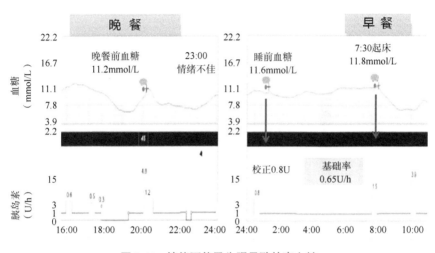

图 8-11　情绪不佳及失眠导致的高血糖

5. 就寝时间影响空腹血糖

实时 CGM（图 8-12）：36 岁 1 型糖尿病女性，观察 4 天不同时间就寝空腹血糖的变化，发现如果熬夜，在凌晨 2 ～ 3 点就寝，空腹血糖就偏高，如果在 24 点前就寝，空腹血糖就稳定。

6. 饮酒影响血糖

回顾性 CGM（图 8-13）：48 岁 1 型糖尿病女性，晚餐前血糖 15.7mmol/L，注射胰岛素 8.5U 后，餐后 2 小时血糖降到正常范围。

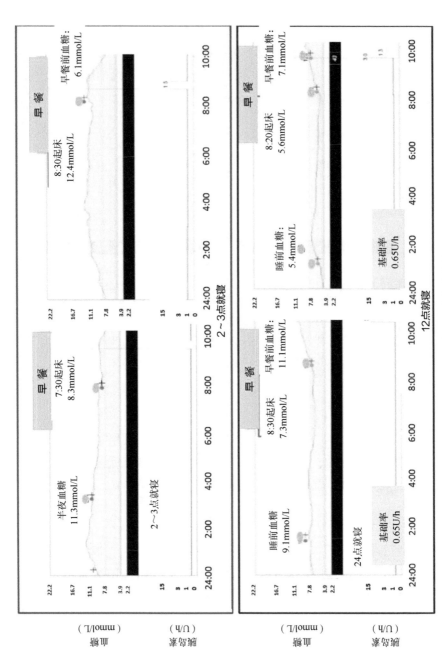

图 8-12 就寝时间影响空腹血糖

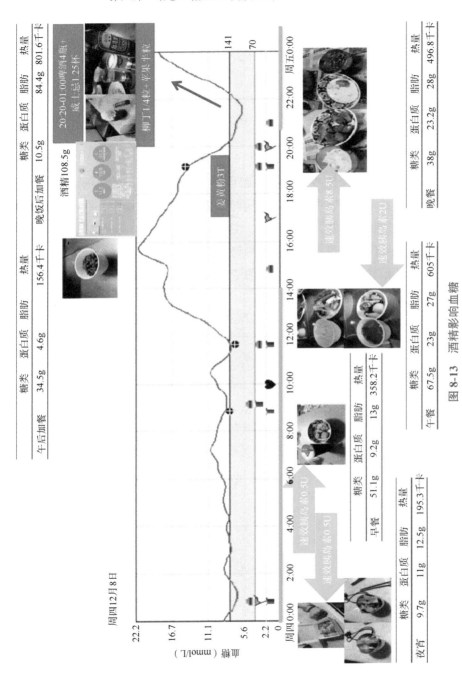

图 8-13 酒精影响血糖

在喝啤酒 4 瓶（2400ml）及威士忌 300ml（酒精含量 108.5g）+1/4 橙子 + 半个小苹果后，血糖急速上升超过 16.7mmol/L。

六、结论

动态血糖监测技术不断发展更新，也提供了更精准的血糖数据，让糖尿病患者可以在饮食、运动、药物与血糖监测的平衡中，追求接近正常的血糖控制。这些先进的技术，也可以让医疗团队与糖尿病患者，在面对生活变化时，进行精准的监测与治疗调整，不盲目猜测与尝试。糖尿病患者和家属总是最早看到数值变化的人，所以了解相关知识与运用，才能帮助自己做到精准血糖控制。

第九课 心理调适

——人生不同时期的心理调适方法

对1型糖尿病患者来说,糖尿病是永无止境的一种存在,因此糖尿病患者和他们的照护者都会有很多身体与心灵上的煎熬、冲突及挑战。

一、婴幼儿到儿童早期

每日面对血糖的跳动变化与威胁，有短期血糖失控的身心不适，有对长期并发症的担忧，还需要克制欲望不能随心所欲追求口腹的满足感，勉强自己做不想做的事，监测血糖、服药或注射胰岛素[64]。这些困难与挑战可能影响到个人的角色、家庭、人际关系及职场的表现[65]。家长在照护自己小孩的成长之外，还需要关注他们的情绪变化，当不同年龄段的特点与需求同时交织在生活中时，以家庭为中心的照护就显得非常重要[66, 67]。

婴儿发生低血糖时，不会表现出典型反应，也不会表达自己的不适，因此会有很高的风险发生严重低血糖，出现癫痫或昏迷。低血糖对生长发育中的孩童影响更大，家庭成员需要进行适当的工作分配，做好轮替，避免任何一方过劳[67]。

到了学步期与儿童期，需要区分正常的执拗与低血糖导致的情绪与行为异常，但这很难，因此必须测量血糖来判断。孩子拒绝进食时，注意不要让紧绷的情绪破坏用餐气氛。压力紧绷时，谁都可能食不下咽。因此，从心理学观点，可从以下几点来调整。

（1）营造良好用餐气氛："轻松吃饭"是避免偏食的基本，可以先减少一些规矩，长大再调整。

（2）可同小孩一起准备食物、制作食物，给食物取特别的名字，制造好玩的心理环境和良善的外部环境。

（3）食物的变化也有助于食欲，例如，变换烹调方式、变化色香味、组合不同的食材与食物类型，从中寻找小孩较有食欲的食物。

（4）让用餐环境单一，吃饭时间就是吃饭时间，专注用餐，不边吃边玩边看电视，养成什么时间做什么事的习惯。

（5）照护者或一同用餐者展现正面示范，在用餐时间专注用餐，并且表现出享受食物的样子，包括吃不喜欢但健康的食物。

（6）鼓励要远远大于惩罚，正向鼓励能增加小孩的正向行为，惩罚或责骂可能增加压力，影响食欲。

孩子在长大的过程中会以学习、游戏与探险的方式来认识这个世界，从所完成的事情中去建立自信与对世界的控制感。因此，父母需要慢慢给予孩子恰当的空间，避免因害怕疾病与血糖的变化，而太过注意孩子并干扰孩子尝试新事物。

学龄期到学龄早期的孩子也许已能够测血糖、做记录，甚至计算糖类[66, 67]，这时父母可放手让孩子培养自信与能力，重视孩子对糖尿病治疗的想法与感受。在测血糖或注射胰岛素的前、中、后，进行沟通说明与情绪安抚，以心平气和的态度告知接下来的情况，让孩子有个心理准备。

当孩子更大些，就可以参与到糖尿病照护的共享决策[65]。孩子的年龄越大，越希望自己的想法与感受被听见，被尊重。当孩子长到12、13岁时，比较适合参与共享决策。太早独立进行自我照护，过度放手，可能造成不好的结果[67]，所以比较适合的是只在某些时刻允许孩子进行独立自我照护。

进入学龄期后，家长需要思考向孩子的伙伴及师长解释的问题，如何帮他们正确理解糖尿病，同时教导其他照护者糖尿病照护知识，避免大幅度血糖波动，避免不规则饮食、预期外饮食和活动对血糖的影响[66, 67]。还需要留意学校师长是否因为焦虑或使命感，对孩子有太多的限制或要求。

如果孩子因患有糖尿病而觉得自己与其他人不同，可能会影响他的社交能力发展，因此需要向孩子保证得了糖尿病不是谁的错，鼓励孩子规律地参与学校活动，协助孩童学习相信他人可以帮忙照护糖尿病。学校可以是挑战，也可以是社会支持来源[66, 67]。

小小一家与糖尿病的相遇——1 型糖尿病女娃小小的故事

卫教室墙上贴着充满童趣又稚嫩的涂鸦，每每抬头心里就充满一股暖流及力量，"阿姨，阿姨，我来找你们玩了！"，每隔一阵子总是会在诊室听到开心又爽朗但又未脱稚气的小女孩的声音。小女孩天真无邪地坐在卫教师的大腿上，绑着马尾的脸庞圆嫩嫩的，开心地拿着画笔在纸上涂鸦。

8 年前的夏天认识襁褓中的女娃小小，当年她只有 2 岁，转眼间已经上小学 4 年级。看着眼前这位活泼又可爱的小女孩，有谁会知道她是一位 1 型糖尿病患儿。记忆瞬间拉回几年前女孩爸妈无助又焦急的样子，面对年龄只有 2 岁的 1 型糖尿病患儿，感觉到挑战的还有照护团队。

妈妈焦虑地说，当时发病时，不但一直吵闹、不肯好好吃饭、一直喘气，有时甚至还昏睡不醒，以为是一般感冒，带去诊所检查都说没事，尝试各种方法后，情况并没有改善只好求助大型医院。在漫长的等待及最终确诊后，妈妈心如刀割。

医师告诉患的是 1 型糖尿病后，妈妈开始焦虑地搜寻有关 1 型糖尿病的信息，学习如何照护女儿，摸索如何验血糖及注射胰岛素。估算糖类成了生活必修课，和丈夫一起摸索不同份量的各种食物对血糖的影响，尝试找到一些规律。

平凡生活突然掀起惊涛骇浪，夜半时甚至会跟先生相拥而泣，还好乖巧的女儿总是不哭不闹，惹人怜爱，年轻的父母也感谢上天派来这位小天使，让他们更加懂得如何在生命低潮时重新定义"生活"及"生命"的价值。

记得当时妈妈焦急地说："她的血糖变化好快，不是高到 15 ～ 20mmol/L 就是低到 2 ～ 3mmol/L，我们都心力交瘁，担心得整晚不敢闭眼，几乎 1 ～ 2 小时就测一次血糖。我们不知道怎样照护她，害怕稍微不留意就低血糖，她又不会表达，怎么办呢？"

看到妈妈的焦急和害怕无助，从那一天开始，我们就请医师、护士及营养师一起讨论如何帮助这个不满2岁小小。小小不太会表达，只喝牛奶吃少量副食品，对团队来说是极大的挑战。我们花了好多时间开始厘清孩子的生活作息、饮食状况及活动量，讨论回家后父母亲的功课，何时测血糖、记录饮食内容、如何通过电子邮件传送她的数据、如何在他们需要立即给出答案时，可以让他们找到资源并且得到安全感。

在控制血糖之余，照护团队同时也要考虑患儿与其家长所承受的心理压力。家长们常出现过度愧疚，有时会因此失去判断力，容易把事情都揽在自己身上，即便小孩已渐渐长大，父母仍把他们看作襁褓中需要细心呵护的婴儿，为他们打针、测血糖，为他们规划生活的一切。这种状况会让小孩错失了解自己与疾病相处的机会，在过度保护下成为妈宝。

特别需要强调的是，罹患1型糖尿病不是任何人的错，也不要因为血糖数值的高低对患儿或家长给予过多指责，毕竟这是一条漫长的路，需要用鼓励与支持陪伴家长与患儿。

在父母的关爱照护下小小渐渐长大，她比一般小孩更加坚强、成熟懂事，每回抽血眉头都不皱一下，抽完血又开始活蹦乱跳到卫教师阿姨那里撒娇，或是画画，并且手舞足蹈报告在学校中发生的趣事，以及如何在同学面前勇敢测血糖等。

试想要不是父母给予满满的爱及正能量，如何能造就如此活泼又让人疼爱的小孩呢？

小小刚开始也曾担心同学们异样的眼光，但是家人都鼓励她说你很勇敢，这才渐渐放开心胸，在测血糖时如果有小朋友问，她就很大方地笑笑说"因为我有糖尿病，所以要测血糖"。但注射胰岛素还需要妈妈利用中午时间到学校帮忙，并且趁打针时对其他小朋友进行教育，请大家帮忙读秒数并且拍手鼓励，强化小小的勇敢与自信，也趁机提醒小朋友们要好好爱惜身体。

在准备上小学时，小小的母亲更是忐忑不安，因为她必须跟老师讨论如何照护这样的小孩，也担心会增加学校负担。为了就近照护即将上小学的她，小小母亲应征到学校做厨工，小小渐渐也能接受打针的生活。虽然有糖尿病，但是小小并没有被疾病打倒，反而品学兼优，还帮忙照护低年级小孩。

父母用开阔的心胸面对糖尿病，孩子就能昂首自信地与糖尿病共存。相信坚强、勇敢的小小一定可以活出她不平凡的人生。

二、青少年

伴随着身体、认知及情绪的快速改变，此时的青少年常会想找到属于自己的认同感，变得更为独立，并依靠同伴来强化个人概念与价值。许多照护糖尿病的任务可能影响他们追求独立和被同伴接受[67]，为了融入同伴，孩子也许会切断与家庭成员及照护团队的沟通，隐藏或减少糖尿病照护行为[66]。

如果血糖控制未达标，不要立即归咎于青少年的叛逆或不关心健康，适宜的社会心理评估及重新审视治疗方案，可能对青少年的自我照护及生活质量有帮助。如果青少年拒绝任何支持，需要评估他们是否有需要关注的心理问题[66]。

在尊重青少年隐私的前提下，关心他们的整体生活质量、糖尿病困扰及危险行为（例如烟、酒、毒品及性行为）。在青春期开始前后便要给予性教育，教导安全性行为，可请卫教师介入糖尿病相关的性及生育议题[66, 68]。

青少年已经能够自我照护，但胰岛素调整可能仍需要协助。父母过早放手可能造成血糖控制恶化，权威式涉入则可能造成亲子冲突，因此，维持一定程度的引导及监督，血糖控制会更好。挑战的地方在于，父母如何拿捏涉入的程度，让彼此都舒服，并避免因过度涉入或缺乏控制而对血糖有不良影响。

有高度凝聚力、认同糖尿病照护责任、支持行为与共同解决问题的行为，会对糖尿病照护带来好的帮助。反之，冲突、责任无归属、家庭压力则与血糖照护不佳有关，批评、负面与缺乏响应的父母，对血糖控制有不良影响[69]。

父母可以给予青少年良好的家庭支持，营造家庭温暖，运用同理与倾听，让家庭成员能够表达情绪与意见，尊重青少年的想法与感受，让青少年有自主空间去探索及练习照护自己[69, 70]。父母还要避免单方面地仅以自己的意见为主，忽略了孩子的感受与想法，让亲子沟通形成障碍。如果家庭互动出现明显障碍，甚至出现家庭冲突时，应向心理专业人员寻求协助[71]。

青少年要协调自己的期待与现实治疗需求，想要拥有更多自主空间，也必然要有更好的能力与更熟练的照护技巧，增加自我照护的责任。

家长可协调与引导青少年，逐步衔接到成人照护模式与照护团队，如果有需要，可以变换照护团队，例如到外地求学。建议至少提前一年，或在 14 岁左右，就开始讨论转化为青年或成年人的照护方式[68]。

少年阿强的烦恼——糖尿病是我身上的烙印

记得在小学四年级时，喜欢运动的我，每天运动量很大，胃口很好食量很大。刚开始对于"多饮多食体重反而减轻"，心里面还挺开心的。但后来妈妈发现我一天天虚弱，而且还嗜睡，加上半夜很容易肚子饿，并惊讶地发现：尿里怎会有一堆蚂蚁在爬，于是便直接带我去医院挂急诊做检查，结果竟是"酮症酸中毒"，这令人陌生的病。

医师跟妈妈说还好发现得早，要是没有立即治疗，可能会昏迷甚至死亡。

就这样我转诊到高雄的大医院接受一连串的检查和治疗，结果医师对我下了"1型糖尿病"的诊断。至于为什么会罹患这个病，家族基因里都没有这个病史，医师也不敢明确表示。可能是自身免疫、环境病毒感染或药物导致胰腺中的β细胞遭到破坏。但我知道我确实罹患了1型糖尿病，而且一辈子也甩不掉。

为了控制血糖，我每天三餐吃饭前和睡前都测血糖，并注射胰岛素。

当时的针很长（8毫米），还要自己抽取药水，心里超级害怕，我不明白为什么我会得这种要自己用针扎自己"自虐"的病，我为什么就不能跟正常人一样，可以喝珍珠奶茶吃薯条。

同学常问我，为什么我每天中午吃饭前都要进保健室跟护士阿姨报到，我只能傻笑带过。我不知道如果跟他们说我有1型糖尿病，需要测血糖、打针，会不会所有人都吓得远离我。

血糖起伏过大所造成的眩晕、心悸、低血糖的状况，是最困扰我的。我常会突然之间脑袋一片空白，整个心脏像快跳出来一样，让我以为我是不是快要死掉。有时候又会极度口干虚弱无力。血糖过高的无力感，像一股黑潮向我侵袭而来。我不知道我的一生是否都要经历这种惊涛骇浪的血糖变化，并且无时无刻不在害怕自己最终是否会面临截肢或透析。

因缘际会下我找到了让我信任安心的医疗团队——"李氏联合诊所"，初诊有医师、卫教师、营养师和心理师共同与我讨论生活中遇到的问题，了解我目前控制血糖遇到的困难及心情。

他们第一步先教我使用笔针，让我不再害怕细长的针，减轻了我的恐惧及疼痛感，后来教我控制血糖的技巧，均衡摄取六大类食物并计算食物糖类，根据血糖变化灵活注射速效胰岛素，如何避免高、低血糖的发生及怎样处理这些状况，达到稳定的血糖控制。

对于我的情绪问题，也有心理师提供咨询，让我可以很放心地和心理师会谈一些不愿和父母讨论的问题，排除心中的许多负担和疑虑。需要在诊所进行的相关检查，如视网膜检查、足部检查、定期抽血等，医师都会定期安排，让妈妈放心。

因为有医疗团队与我一起面对血糖问题并提供支持，鼓励我、陪伴我与糖尿病和平相处，我现在也不避讳在教室里测血糖、注射胰岛素了，我也很乐于分享我的控糖故事。

三、从儿童与青少年到成年和老年

1型糖尿病儿童从确诊开始，便可能有心理调适的危机，发生各种精神疾病的风险都会升高，女性、血糖控制不好、重复酮症酸中毒的孩童更容易发生。

国外统计在青年糖尿病患者中，约有15%的人有心理困扰，有14%的人有轻微忧郁，8.6%的人有中重度忧郁。忧郁、焦虑、低自尊、糖尿病情绪困扰都与血糖控制不佳有关，对自我照护有潜在负面影响。如果心理社会适应问题持续到青少年晚期，那么成人早期的糖尿病照护也会较差[71]。

女性较男性更擅长表达忧郁困扰，男性较少表达情感，所以不能忽视男性忧郁的可能性。一般忧郁的表现有[72]：

（1）长时间心情低落，儿童与青少年也可能表现为易怒。

（2）对事物的兴趣降低或愉悦感降低。

（3）体重与食欲的明显减少或增加。

（4）失眠或嗜睡。

（5）疲倦或无精打采，没有精神的样子。

（6）觉得自己没有用，或有过度的罪恶感。

（7）思考或专注能力降低，或是变得非常犹豫不决。

（8）反复想到跟死亡有关的事，甚至有自杀想法或计划。

当观察到孩子有这些表现时，建议要进一步关心了解，必要时需寻求医疗协助。忧郁的青少年更容易有饮食行为问题的危机，尤其是女孩。饮食疾病主要有两种表现形式：一是厌食症，二是暴食症。

厌食症的表现是：强烈害怕体重增加或变胖，极端地限制身体所需能量，即使体重偏低仍持续抑制体重增加。暴食症的表现是：症状发生时会在一段时间内，如2小时，吃下远大于多数人在类似情形下能吃的食物量，无法控制自己当下的进食；事后则出现不当的补偿行为以避免变胖，例如，催吐、吃泻药、禁食或过度运动[72]。当此两种疾病出现时，糖尿病患者还可能会故意漏用胰岛素，以让自己体重减轻[68, 71]。

情绪困扰其实不仅可能存在于儿童与青少年，到成年与老年期仍可能有这样的风险。随着病程延长，病情恶化，相关的痛苦或麻烦可能会影响身体功能、生活质量、自我感觉、角色功能及人际关系。

糖尿病情绪困扰、忧郁、焦虑等相关负面心理反应，会伴随自我照护行为减少。在不同的阶段，糖尿病患者会产生不同的问题，如自己的健康状态是否能生育及教养小孩，是否有能力维持工作质量与伴侣关系，自己是否能为职场与伴侣接受。因此有必要在人生不同阶段讨论和解决这些问题，改进糖尿病与相关人生选择的相互影响[68]。除了自我觉察外，也要配合规律会诊，接受医疗人员对情绪问题的追踪；适时坦陈个人情况，让卫教人员协助改进自我照护技巧。

基本上，高质量的伴侣关系可以改善生活质量、自我照护行为及代谢结果。婚姻中双方对彼此的安全依附感是感情的基础，但有时可能因为缺乏沟通与理解，需要重新确认、理解与接纳对方的感受和想法。在某些困难时刻，进行伴侣心理咨询是有帮助的。

除了心理问题之外，年轻的 1 型糖尿病患者也有认知功能与学习问题的风险，尤其是男性、早发糖尿病患者、严重低血糖、长期高血糖者。

在 4 岁前发病的，可能注意力较差，处理问题的速度及问题解决能力稍弱，其中有反复严重低血糖的，语文能力与工作记忆会较差。研究发现，血糖控制差的患儿，学业成就、学校表现及课堂注意力较差；长期高血糖的患儿工作记忆会较差[71]。工作记忆是指在短时间内记住信息并留在脑海里加以运用、处理的能力，是思考、计算、问题解决等能力的基础。

家长需要留意孩子在上学后可能会出现的学习困难，适时给予协助，因为这可能与血糖控制相关，并非单纯是孩子努力与否的问题。

糖尿病患者的认知障碍风险是增加的，认知功能退化与高血糖及糖尿病患病时间增加有关，而认知功能不佳者，也有较严重的低血糖。随着认知功能下降，严重低血糖的风险也增加。以预防低血糖为主、放宽血糖控制标准可以恢复认知功能。为了发现认知功能下降，65 岁以上老人应该每年定期接受认知功能筛查[68]。

你终于来了，我的孩子！

我叫大大高小小茜，这几乎是我在所有社交网络中的昵称。我是个地地道道的成都女孩，泼辣，耿直，开朗，潇洒，还有——没心没肺。我还是一个患病 9 年的 1 型糖尿病患者。

我和我的老公是大学认识的，我俩是一个乐队的，我喜欢唱歌，他喜欢弹吉他，后来就这样在一起了。我告诉他我有糖尿病，他摇摇头，说哪怕我得了全天下所有的病，他都娶定了我！于是我就嫁给了他。

我很爱他，领完结婚证，我对他说，我要给他生一个孩子。他愣了一下，点点头。于是我们开始疯狂上网查询一切关于糖尿病、关于怀孕的知识，我们憧憬着、计划着，从结婚后 3 个月就开始准备，然后很顺利地怀上了宝宝。

我的产科主治医师强烈反对我生这个小孩，她觉得对我还有对胎儿的危险性太大。不知道为什么，我的心里有一个声音在大喊："哪怕天塌了，我也要把这个孩子——生下来！"

我的内分泌医师——一直治疗我多年的大夫鼓励我，他说："1型糖尿病的遗传概率非常低，这一定是个健康的孩子，你应该把他（她）生下来！"尽管我的亲人们担心着我的身体，但是最后都选择了祝福我。我也怀着巨大的勇气开始备孕。

由于是计划怀孕，孕前我做了全面检查：糖化血红蛋白、眼底检查、肝功能、肾功能、尿微量白蛋白等，确定都在正常值范围内我才开始备孕。

大部分的产科医师，会跟我介绍一些负面的消息，比如糖尿病会引起什么疾病，胎儿会有什么危险风险，在整个孕期，几乎每次产检我都会听到一次，我明白医师不是故意吓我，但我坚信：只要我控制好血糖，我就一定能生出健康的宝宝！

从怀孕到生产，我一直被医师带着高危产妇的帽子。怀孕12周前我基本上每天都会低血糖，后来咨询群里的妈妈们和我的主治医师，调整了胰岛素量。在整个孕期我只有2次超过10mmol/L以上的血糖，都是因为胰岛素泵堵管，所以为了安全起见，我的胰岛素泵和胰岛素针是一起用的，基础量靠胰岛素泵提供，大剂量用针注射，后来有一段时间胰岛素泵出了问题，我就全部打针解决。

为了保证我的血糖稳定，我每天测血糖12次以上（早上空腹，早餐后2小时，早餐后3小时，午餐空腹，午餐后2小时，午餐后3小时，下午加餐前，加餐后1～2小时，晚餐前空腹，晚餐后2小时，睡前，凌晨12点，凌晨3点），有一天甚至测了28次……

或许有人认为不需要测这么多次血糖，但是我觉得，孕期因为胚胎发育，每天的血糖都会有变化，哪怕每顿吃的东西都一样，血糖也会不一样。或许我这么测血糖确实有点过于频繁，但是为了孩子的安全，吃什么苦都值得！

怀孕第 12 周，建卡，我第一次在胎心仪的辅助下听到孩子的心跳，那生命的律动让我无比真切地感受到孩子的存在——孩子，妈妈一定会保护好你。

怀孕第 13 周，抽血检查肝功能、肾功能，我的血糖和体重都明显升高，当然胰岛素量就跟着蹭蹭蹭地上去了，我比孕前胖了 10 多斤，医师让我一定要控制体重，不要长得太快。

怀孕第 18 周，唐氏筛查，等待结果的时间很漫长，产科的每一项检查都会让我高度紧张，妈妈让我放松点，等了 10 天，唐筛结果一切正常。

怀孕第 20 周，产检，我出现严重的胰岛素抵抗，以前我一顿饭只需要 6U 胰岛素，但是到了 20 周我一顿饭需要 20U 胰岛素。不过我觉得只要血糖在控制范围内，胰岛素加点量也没关系。

怀孕第 24 周，大排畸、胎儿心脏超声，我和老公，还有妈妈通过四维彩超清清楚楚地看到了孩子的五官轮廓，医师说孩子很健康，很活泼。

怀孕第 26 周，我已经胖到 150 斤（孕前 108 斤），越胖胰岛素抵抗越严重，第 26 周，我一顿饭需要用的胰岛素量已经达到 30U，基础量一天已经达到 35U。

怀孕第 32 周，复查肝功能，肾功能，糖化血红蛋白，尿微量，血常规，尿常规，眼底我会每个月查一次，一切正常，我给自己点了 32 个赞。

怀孕第 35 周，胎心监护，胎心正常，胎动正常，血糖正常，医师说为了安全起见 36 周就住院观察。

怀孕第 36 周，我住进了医院，每天测血糖，听胎心，听胎动，测血压，我感觉孩子离出世越来越近了。

怀孕第 36 周 +5 天，我突然宫缩，产科医师建议 37 周就剖，于是我请来这些年一直帮我诊治的内分泌医师前来会诊，他看了我的检测记录非常高兴，说血糖控制得很好，一切都 ok！孩子，你真的要来了吗？我的心里充满了期待。

怀孕第 37 周 +1 天，我已经有明显的宫缩和流血迹象，产科医师说不能再等了，安排在第二天手术，我激动、紧张，一晚上都没睡着，我期待早日看到孩子的模样，又忐忑不安地担心着孩子会不会有问题，但是箭在弦上，不得不发。孩子啊，就让我们一起去迎接命运吧！

怀孕第 37 周 +2 天，早上 8 点我被推进了手术室。2014 年 1 月 21 日上午 10 点 03 分，一声响亮的啼哭，我的女儿顺利出生了！体重 6 斤，出生血糖 3.9mmol/L，一切指标正常。我仿佛听到，整间手术室的医护人员都松了一大口气，然后是——家人们的欢呼。

当我看到女儿的一瞬间，我所有的艰辛痛苦，所有的担心害怕，都化作了喜悦的泪水。

如今，我的女儿快九个月了，会咿咿呀呀地跟我说话，自己会

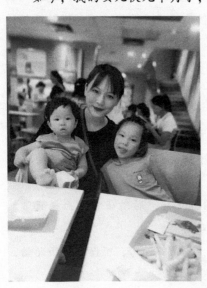

拿东西自己玩了。她像极了我的容貌，我敢肯定，她长大后一定会比我漂亮！而我还是天天监测我的血糖，每天至少 8 次，为了保持好我的健康，做一个称职的妈妈。

我曾经是一名大学教师，现在我和老公经营着一家地产公司，我是文员、财务、业务员还是面试官，为了给孩子更好的未来，我毅然辞去了稳定的工作，选择了创业。

讲完我的故事，回想起从怀孕到如今的生活，很累但很值得。我是一名 1 型糖尿病患者，我也和正常的妈妈们一样，有了一个健康的孩子，我用她来告诉世界，告诉和我一样的糖友们——没有任何人，可以剥夺我们做母亲的权利！

祝我们都幸福！

四、如何陪伴儿童与青少年

在生活压力较大时，孩子的血糖控制会较差。压力通常跟同伴、兄弟关系和行为有关。血糖控制较差的年轻糖尿病患者，在面对压力时容易感觉无助、想要逃避，更多愿望式思考，较少应对行为；血糖控制良好的患者，则会比较自信，并积极采取应对行为[71]。因此，对儿童与青少年照护的一个重要方向，仍是陪伴与引领他们一同进行问题解决。

短暂的逃避可以休养生息与安顿心情，但长期逃避则无法解决问题。研究显示青少年越相信治疗有效，糖尿病的自我照护就越好。让孩子体会到治疗效果，增加对治疗的信任，有利于自我照护。进行自我照护训练，有利于增加问题解决能力，改善血糖控制。对年长一点的青少年，可以进行动机式晤谈，增加他们照护糖尿病的动机，对长期血糖控制及生活品质可能也有正面效果[71]。

儿童与青少年很需要家庭的支持，在家庭中，提升亲子沟通，讨论糖尿病照护目标，适当分担照护责任，都能改善医嘱遵从度和血糖控制。开放式讨论，厘清家人间的想法、感受与需求，对改善亲子关系及避免家庭冲突也有帮助。

当孩子长大一点时，他们对人生的选择也很需要家人的支持与接纳。临床上曾见过家属对患病的孩子没信心或以"残障"视之，觉得患病令他们无法承担"正常"的人生，先入为主地要他们退而求其次，去接受次一点的选择。但这其实是让糖尿病患者失去了尝试的机会，直接宣告他们"不行"。

在家庭之外，同伴团体的支持及学习问题解决技巧，可以改善短期血糖控制和生活质量。在小团体中教导压力处理，进行问题解决技巧训练，可以减少糖尿病相关痛苦，改善社交互动，增加血糖监测，改善血糖控制。这方面的团体学习内容包括[73]：

（1）向青少年介绍糖尿病的病因、症状与治疗的相关信息。

（2）疾病的影响与自我照护技巧，包括营养、运动、预防感染、预防接种、药物等。

（3）让青少年有机会表达他们对糖尿病的感受，包括忧郁与焦虑。

（4）提供他们关于压力的身心症状、影响因素、减少压力的策略及如何增加自信的信息，教导放松技巧及改善应对方式。

（5）训练沟通技巧，包含社交与自我肯定训练。前者是学习如何处理社交情境，后者是训练直接、真诚及适宜的沟通。

（6）认知行为训练是让青少年了解自己的想法与感受，有更多的正向自我对话，帮助解决问题及决策。

（7）学习问题解决六步骤，包含辨认问题、决定目标、创造替代解法、评估结果、选择解法、评估结果。

要注意的是，年幼儿童参加同伴团体的效果可能不如直接卫教好[72]。

经历逆境时会产生痛苦，并可能令个人对自己及世界的观点发生改变。但如果转变观念，则可能产生新的意义感并发现自我价值，提升适应性。这样的历程称之为益处发掘，有助于产生正向感受，并缓冲负向感受的影响，让青少年在后续的自我认同上能探索较多的可能性[74, 75]。

虽然益处发掘是人在面对逆境时的常见反应，但善意地鼓励人们去发现益处可能会不受欢迎，因为这样做，可能会被认为轻视了他们的负担与苦难。因此，陪同已经有准备的人去发掘益处，而不是去促使尚未准备好的人去发掘益处，可能更为适当[76]。

虽然负向思考确实会带来负面心情，但若过度正向思考，则可能会偏离现实状况。所以折中的"平衡式"思考或许是较贴切事实与心情的，能够同时看到事物的正反两面。例如，面对糖尿病时，一方面看到饮食上的种种不便，但同时也看到健康饮食对健康的好处；或者一方面看到糖尿病影响到自己跟同学参加激烈的活动，但同时也看到家人与同学对自己的支持。既不否认现实的困难，也试着看到其中正面的部分与正面资源，是有利于正面适应的。

无论如何，最基本也最重要的是，运用人皆有之的同理心去听懂、听对孩子的心思与感受，并让孩子知道，他们的需要与情感是被理解的。

当一个糖尿病患者因为罹患 1 型糖尿病在家，没有工作也没有升学，家人也很自然地把家中各种杂务"丢"给他。一切看似理所当然，但长久下来则逾越界限，疏忽了糖尿病患者个人的感受。在有苦说不出之时，糖尿病患者也许会以吃来宣泄，血糖就会更加不好控制。这是一个疾病与家人的互动如何影响个人情绪与疾病调适的例子。

如果家人间有机会、有习惯可以叙说自己的想法与感受，就能够彼此理解，有机会形成更好的互动，减少情绪化的行为。同理和理解，让心思与需求获得安放，让家人之间彼此联结，这才是面对糖尿病的强大正向资源。

附　录　　患者故事

患者故事 1：蜕变的精灵

1 型糖尿病患者和家庭，常面临很多挑战、困惑和煎熬，他们有时觉得患病是自己的错。正确认识疾病，专业医疗团队的帮助和支持，友善的同学关系和社会氛围，有助于他们走出困境。

一位化名"可可"的小女孩儿，在 4 岁时因为第二性征发育明显，被诊断为"性早熟"，药物治疗仅半年后又患上 1 型糖尿病，需要终身与胰岛素为伴。

可可的妈妈曾经是一位行政人员，因为工作压力大患上精神分裂症，长期服药控制，后来可可患病，她很是自责，终止了服药，一门心思看管女儿。但可可的血糖常波动，她自己的情绪也不稳定，夫妻之间常发生争执，渐渐仿佛同一屋檐下的陌生人，交流越来越少。

可可 9 岁的时候，在家人的陪伴下，来到成都瑞恩糖尿病医院，想要得到更好的血糖控制。这时候可可已经患 1 型糖尿病 5 年，上小学四年级，因为血糖波动，很多时候不能参加体育课，老师和同学们都很担心她，她也无可奈何。

入院前可可的动态血糖如下图所示：

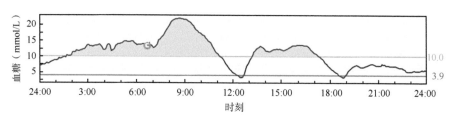

对于还不具备完全自我照护能力的儿童来说，父母是主要照护者，我们既要帮助可可，也要帮助可可的妈妈。

通过系统评估，我们确定了需要在糖尿病的认识、低血糖应对、高血糖急症、胰岛素注射技巧与操作、心理情绪困扰几方面提供帮助，之后，我们进行了问题解决的优先顺序排序，首先解决心理情绪困扰。

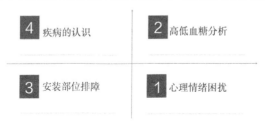

4 疾病的认识	2 高低血糖分析
3 安装部位排障	1 心理情绪困扰

上四年级的可可，不仅有学习的压力，还有疾病的压力，他人异样的眼光，老师同学们的"过分"担心，都让她觉得自己与别人不一样。我们用丹麦"steno 糖尿病对话卡"与可可进行了交流，并借助互动折纸游戏，了解了可可的愿望与担忧。

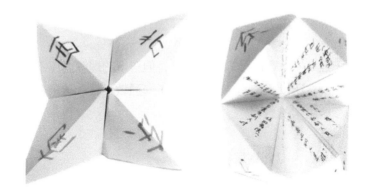

对可可妈妈进行的抑郁及焦虑量表评估显示，抑郁自评量表75分，焦虑自评量表62分，提示可可妈中度焦虑。在与可可妈的交流过程中，我们以倾听为主，表示理解她常年照料孩子彻夜难眠的不易，并分享其他1型糖尿病家庭的经验和故事，还推荐"发泄球"给她作为情绪排遣方法。通过这样的沟通，可可母女与我们照护团队的关系发生了微妙的改变。

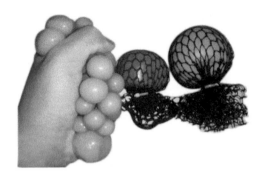

可可妈从时时盯着手机看血糖，不进行眼神交流，变成主动跟可可一起找照护团队聊天讨论，学习了解疾病相关问题。与此同时，可可的血糖波动也逐渐减少。

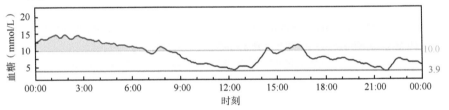

可可已经 9 岁，可以学习照顾自己，但孩童的理解力还不能消化专业的理论知识，所以照护团队自己制作了卡通教具，让孩子在玩耍中了解糖尿病和糖尿病的治疗。

认识糖尿病

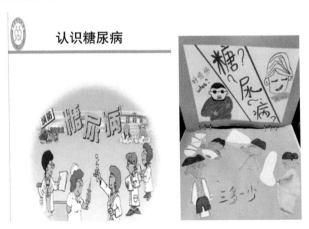

对于终身需要使用胰岛素治疗的患者来说，部位的轮换与维护也显得尤为重要，我们使用"胰岛素追踪管理系统"进行评估，发现了操作中存在的问题，使用系统教案传授理论知识，利用轮换图指导可可实操演练。

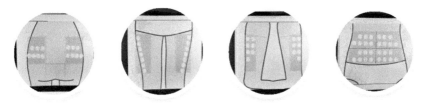

营养师也对可可进行了随访指导，从食物的重量、蔬菜的选择到油脂的分量，让可可能够在控制血糖的情况下，保证身体发育所需的营养。

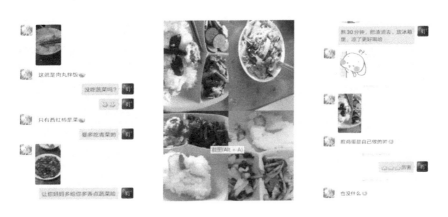

通过团队共同照护，自我学习成长，可可的血糖变得非常平稳：

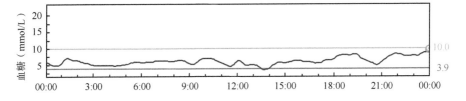

出院以后，可可回到了日常生活，但仍然跟照护团队保持联络。有一天，可可在微信群里发了一条信息，说她因为低血糖，再次被老师留在了教室。

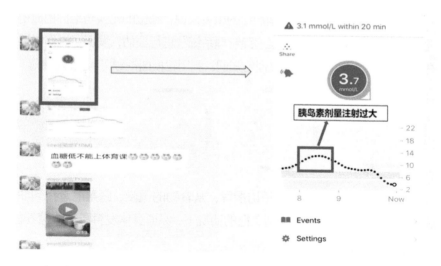

经过讨论，可可自己找到了低血糖的原因。她说，因为之前血糖偏高，所以加大了胰岛素用量，导致后面出现低血糖。后来，可可发来一张血糖图片，骄傲地告诉照护团队：上完体育课，血糖仍然保持平稳！

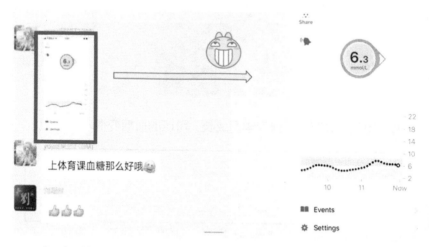

直到目前，可可的血糖都控制得较为理想。可可的妈妈也情绪稳定，回家后主动恢复了药物治疗。

在照顾 1 型糖尿病儿童的过程中，如果孩子因为糖尿病而觉得自己跟其他人不同，可能会影响社交能力发展。患病孩童和他们的父母需要了解，患糖尿病不是他 / 她的错，也不是父母的错。照护团队在指导控糖技术的同时，也要鼓励孩子规律地参与学校活动，协助孩童学会相信他人可以帮忙照护糖尿病患者，这样，学校生活就不再是挑战，而是社会支持的来源。

患者故事 2：我的胃"停机"了

一位 26 岁伴有胃轻瘫的 1 型糖尿病患者，入院诊断为"低血糖、1型糖尿病、周围神经病变、自主神经病变、胃轻瘫"。她因为反复低血糖而排斥进食，造成整体营养不良。想要孕育生命，却又血糖不佳营养不良，面对家人，内心既有压力也充满困惑。怎样才能帮助她？她入院前的动态血糖，显示血糖波动较大，反复发生低血糖和高血糖：

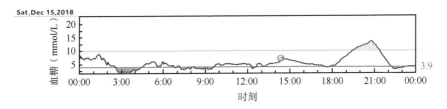

医生、卫教师、营养师、心理师、运动师组成的共同照护团队，针对她的情况进行了全面评估，列出三个突出问题并讨论了针对性的解决方案：①低血糖；②焦虑；③胃轻瘫营养不良（三大营养物质摄入问题）。

1. 医疗

（1）使用胰岛素泵结合动态血糖监测：赖脯胰岛素基础率 20U，三餐早 8U、中 6U、晚 6U。

（2）胰岛素剂量下调，以避免低血糖，并结合动态血糖调整胰岛素用量。

（3）教会患者合理处理低血糖：

• 轻度低血糖时，食用含 10 ～ 15 克糖的果汁或者是糖水；

• 若离下一餐时间超过 1 小时，则再进食含 15 克糖类食物。如：240 毫升牛奶。

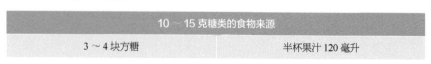

10 ～ 15 克糖类的食物来源	
3 ～ 4 块方糖	半杯果汁 120 毫升

备注：因患者是胃轻瘫患者，食物消化延迟，不能按传统方法处理低血糖，必须动态观察对单糖类食物的起效时间。

低血糖处理：

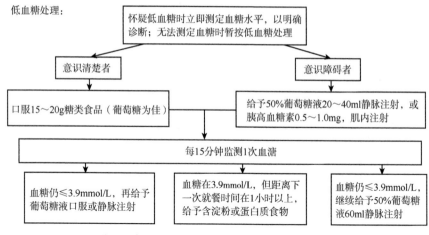

附图　中国 2 型糖尿病指南中的低血糖诊治流程

2. 卫教　与患者沟通发现患者焦虑，排斥进食（觉得进食是一件很痛苦的事），进一步沟通发现还有更深层次的担忧：①妊娠问题；②家人的看法；③对生命的渴望。经过沟通，患者逐渐敞开心扉，增加了对重获健康的信心。

3. 营养　针对患者存在的营养问题制定了初阶、中阶、高阶的课程。

（1）初阶课程：认识三大类营养物质。通过游戏与超市、市场等地方结合，让患者认识到三大营养物质的分类，食物的升糖指数和纤维含量，选择适合自己的食物。

（2）中阶课程：胃轻瘫的营养治疗要点。①少量多餐饮水；②保证糖类的一致性；③在用餐过程中饮水；④避免汽水；⑤低纤维饮食；⑥高升糖指数食物；⑦饭后端坐1个小时。

为方便患者记忆，总结为：①一多一少（每日分4～5餐，每餐进食量减少）；②一高一低（选择高升糖指数食物，选择低纤维食物）；③两均衡（适量摄入脂肪、蛋白质食物）。

（3）高阶课程：食物与胰岛素的匹配

• 首先，通过动态曲线找到患者胰岛素起效时间。

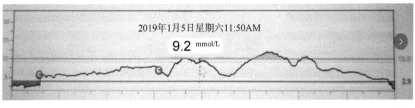

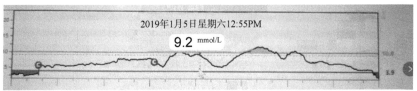

理论上我们速效胰岛素起效时间为15分钟左右，短效胰岛素起效时间为30分钟左右，但因患者皮下硬结、注射部位、胰岛素部位吸收等问题，每个人胰岛素起效时间是有差异的。

根据动态曲线观察该患者胰岛素起效时间为25分钟（11:50泵入，12:15血糖开始下降）。

• 其次，根据动态找到患者食物起效时间

由于该患者患有胃轻瘫，根据动态分析患者从第一口进食开始，2个小时15分血糖才开始上升。注射餐时胰岛素的时间，可以不必放在餐前 25 分钟，而是进食后的某个时间点。经过尝试，我们将注射餐时胰岛素的时间更改为进食后 1 小时 50 分。

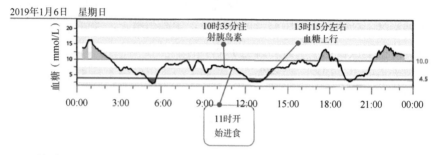

2019年1月6日　星期日

注意：

1）这是一种试错的方式→需要多次尝试与调整（需要多次、多天的观察）。

2）跨学科团队合作的方式（需要医生、卫教师、营养师等共同参与）。

由于医院提供固定餐，很多患者在院时血糖控制很好，但出院后饮食发生变化不知如何应对，血糖就会变得很差。所以经过初阶、中阶、高阶的三阶段课程学习，我们带患者到院外进行了饮食实践。

通过院外体验多种食物，理论与游戏结合、知识与工具结合、实战与实践结合，患者掌握了应对更多食物的方法，真正学会了怎样去吃、怎样去打胰岛素。

后记：

通过我们共同照护团队的共同努力，患者目前血糖控制良好，下面是她 5 个月后在院外自我管理的动态血糖：

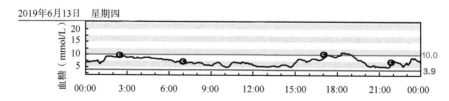

2019年6月13日　星期四

参 考 文 献

[1] 黄玉萍, 程守科, 刘志民. 正常人 5 km 越野运动后短期内血糖及胰岛素的变化. 第二军医大学学报, 2005, 26(6).

[2] Wajnrajch MP. Physiological and pathological growth hormone secretion. J Pediatr Endocrinol Metab, 2005, 18(4): 325-338.

[3] Weibel L, Follenius M, Spiegel K, et al. Growth hormone secretion in night workers. Chronobiol Int, 1997, 14(1): 49-60.

[4] Danne T, Phillip M, Buckingham BA, et al. ISPAD clinical practice consensus guidelines 2018: insulin treatment in children and adolescents with diabetes. Pediatr Diabetes, 2018, Suppl 27: 115-135.

[5] 中华医学会糖尿病学分会. 中国 1 型糖尿病诊治指南. 2012 年版. 北京: 人民卫生出版社, 2013.

[6] 廖二元, 超楚生. 内分泌学. 北京: 人民卫生出版社, 2001.

[7] Kanaley JA, Weltman JY, Pieper KS, et al. Cortisol and growth hormone responses to exercise at different times of day. J Clin Endocrinol Metab, 2001, 86(6): 2881-2889.

[8] 中华医学会糖尿病学分会. 中国 1 型糖尿病胰岛素治疗指南. 中华糖尿病杂志, 2016, 10(8): 591-597.

[9] 中华医学会糖尿病学分会. 中国 2 型糖尿病防治指南 (2017 年版). 中华糖尿病杂志, 2018, 10(1): 4-67.

[10] Heise T, Nosek L, Rønn BB, et al. Lower within-subject variability of insulin detemir in comparison to NPH insulin and insulin glargine in people with type 1 diabetes. Diabetes, 2004, 53(6): 1614-1620.

[11] Heise T, Hövelmann U, Nosek L, et al. Comparison of the pharmacokinetic and pharmacodynamic profiles of insulin degludec and insulin glargine. Expert Opin Drug Metab Toxicol, 2015, 11(8): 1193-1201.

[12] Thalange N, Deeb L, Iotova V, et al. Insulin degludec in combination with bolus insulin aspart is safe and effective in children and adolescents with type 1 diabetes. Pediatr Diabetes, 2015, 16(3): 164-176.

[13] Scheiner G, Boyer BA. Characteristics of basal insulin requirements by age and gender in Type-1 diabetes patients using insulin pump therapy. Diabetes Res Clin Pract, 2005, 69(1): 14-21.

[14] Nakamura T, Hirota Y, Hashimoto N, et al. Diurnal variation of carbohydrate insulin ratio in adult type 1 diabetic patients treated with continuous subcutaneous insulin infusion. J Diabetes Investig, 2014, 5(1): 48-50.

[15] Zeevi D, Korem T, Zmora N, et al. Personalized nutrition by prediction of glycemic responses. Cell, 2015, 163(5): 1079-1094.

[16] Paterson MA, Smart CE, Lopez PE, et al. Influence of dietary protein on postprandial blood glucose levels in individuals with Type 1 diabetes mellitus using intensive insulin therapy. Diabet Med, 2016,

33(5): 592-598.

[17] Smart CEM, Evans M, O'Connell SM, et al. Both dietary protein and fat increase postprandial glucose excursions in children with type 1 diabetes, and the effect is additive. Diabetes Care, 2013, 36(12): 3897–3902.

[18] Bell KJ, Smart CE, Steil GM, et al. Impact of fat, protein, and glycemic index on postprandial glucose control in type 1 diabetes: implications for intensive diabetes management in the continuous glucose monitoring era. Diabetes Care, 2015, 38(6): 1008-1015.

[19] Wolpert HA, Atakov-Castillo A, Smith SA, et al. Dietary fat acutely increases glucose concentrations and insulin requirements in patients with type 1 diabetes: implications for carbohydrate-based bolus dose calculation and intensive diabetes management. Diabetes Care, 2013, 36: 810-816.

[20] 马学毅. 胰岛素泵治疗糖尿病. 第2版. 北京：人民军医出版社, 2013.

[21] Davidson PC, Hebblewhite HR, Steed RD, et al. Analysis of guidelines for basal-bolus insulin dosing: basal insulin, correction factor, and carbohydrate-to-insulin ratio. Endocr Pract, 2008, 14(9): 1095-1101.

[22] Cemeroglu AP, Thomas JP, Zande LT, et al. Basal and bolus insulin requirements in children, adolescents, and young adults with type 1 diabetes mellitus on continuous subcutaneous insulin infusion (CSII): effects of age and puberty. Endocr Pract, 2013, 19(5): 805-811.

[23] Alemzadeh R, Hoffmann RG, Dasgupta M, et al. Development of optimal kids insulin dosing system formulas for young children with type 1 diabetes mellitus. Diabetes Technol Ther, 2012, 14(5): 418-422.

[24] Kuroda A, Yasuda T, Takahara M, et al. Carbohydrate-to-insulin ratio is estimated from 300~400 divided by total daily insulin dose in type 1 diabetes patients who use the insulin pump. Diabetes Technol Ther, 2012, 14(11): 1077-1080.

[25] Nakamura T, Hirota Y, Hashimoto N, et al. Diurnal variation of carbohydrate insulin ratio in adult type 1 diabetic patients treated with continuous subcutaneous insulin infusion. J Diabetes Investig, 2014, 5(1): 48-50.

[26] Bongiovanni M, Fresa R, Visalli N, et al. A study of the carbohydrate-to-insulin ratio in pregnant women with type 1 diabetes on pump treatment. Diabetes Technol Ther, 2016, 18(6): 360-365.

[27] Mohammed NH, Wolever TM. Effect of carbohydrate source on post-prandial blood glucose in subjects with type 1 diabetes treated with insulin lispro. Diabetes Res Clin Pract, 2004, 65(1): 29-35.

[28] Lippaiova N, Pallayova M, Kuzmina G, et al. Safety of new algorithms for premeal insulin boluses in high glycaemic index meals in persons with type 1 diabetes mellitus using insulin pumps. Biomed Pap Med Fac Univ Palacky Olomouc Czech Repub, 2008, 152(1): 73-77.

[29] Elleri D, Allen JM, Harris J, et al. Absorption patterns of meals containing complex carbohydrates in type 1 diabetes. Diabetologia, 2013, 56(5): 1108-1117.

[30] Revert A, Rossetti P, Calm R, et al. Combining basal-bolus insulin infusion for tight postprandial glucose control: an in silico evaluation in adults, children, and adolescents. J Diabetes Sci Technol,

2010, 4(6): 1424-1437.

[31] Pańkowska E, Błazik M. Bolus calculator with nutrition database software, a new concept of prandial insulin programming for pump users. J Diabetes Sci Technol, 2010, 4(3): 571-576.

[32] Kordonouri O, Hartmann R, Remus K, et al. Benefit of supplementary fat plus protein counting as compared with conventional carbohydrate counting for insulin bolus calculation in children with pump therapy. Pediatr Diabetes, 2012, 13(7): 540-544.

[33] Chase HP, Saib SZ, MacKenzie T, et al. Post-prandial glucose excursions following four methods of bolus insulin administration in subjects with type 1 diabetes. Diabet Med, 2002, 19: 317-321.

[34] Jones SM, Quarry JL, Caldwell-McMillan M, et al. Optimal insulin pump dosing and postprandial glycemia following a pizza meal using the continuous glucose monitoring system. Diabetes Technol Ther, 2005, 7(2): 233-240.

[35] Pańkowska E, Szypowska A, Lipka M, et al. Application of novel dual wave meal bolus and its impact on glycated hemoglobin A1c level in children with type 1 diabetes. Pediatr Diabetes, 2009, 10(5): 298-303.

[36] Pańkowska E, Błazik M, Groele L. Does the fat-protein meal increase postprandial glucose level in type 1 diabetes patients on insulin pump: the conclusion of a randomized study. Diabetes Technol Ther, 2012, 14(1): 16-22.

[37] Danne T, Bangstad H-J, Deeb L, et al. ISPAD clinical practice consensus guidelines 2014 compendium: Insulin treatment in children and adolescents with diabetes. Pediatric Diabetes, 2014, 15(Suppl 20): 115-134.

[38] Wolpert HA, Atakov-Castillo A, Smith SA, et al. Dietary fat acutely increases glucose concentrations and insulin requirements in patients with type 1 diabetes: implications for carbohydrate-based bolus dose calculation and intensive diabetes management. Diabetes Care, 2013, 36(4): 810-816.

[39] King AB, Armstrong DU. A prospective evaluation of insulin dosing recommendations in patients with type 1 diabetes at near normal glucose control: bolus dosing. J Diabetes Sci Technol, 2007, 1(1): 42-46.

[40] King AB, Clark D, Wolfe GS. How much do I give? Dose estimation formulas for once-nightly insulin glargine and premeal insulin lispro in type 1 diabetes mellitus. Endocr Pract, 2012, 18(3): 382-386.

[41] Grunberger G, Abelseth JM, Bailey TS, et al. Consensus statement by the American Association of Clinical Endocrinologists/American College of Endocrinology insulin pump management task force. Endocr Pract, 2014, 20(5): 463-489.

[42] Walsh J, Roberts R, Bailey TS, et al. Bolus advisors: sources of error, targets for improvement. J Diabetes Sci Technol, 2018, 12(1): 190-198.

[43] Ahrén B. Avoiding hypoglycemia: a key to success for glucose-lowering therapy in type 2 diabetes. Vasc Health Risk Manag, 2013, 9:155-163.

[44] 中华医学会糖尿病学分会 . 中国持续葡萄糖监测临床应用指南 (2017 年版). 中华糖尿病杂志 , 2017, 9(11): 667-675.

[45] 中华医学会糖尿病学分会血糖监测学组 . 中国扫描式葡萄糖监测技术临床应用专家共识 . 中华糖

尿病杂志, 2018, 10(11): 697-700.

[46] Bohn B, Herbst A, Pfeifer M, et al. Impact of physical activity on glycemic control and prevalence of cardiovascular risk factors in adults with type 1 diabetes: a cross-sectional multicenter study of 18,028 patients. Diabetes Care, 2015, 38(8): 1536-1543.

[47] Colberg SR, Sigal RJ, Yardley JE, et al. Physical activity/exercise and diabetes: a position statement of the American Diabetes Association. Diabetes Care, 2016, 39: 2065-2079.

[48] American Diabetes Association. Life style management: standards of medical care in diabetes——2019. Diabetes Care, 2019, 42(Suppl. 1): S46-S60.

[49] Riddell MC, Gallen IW, Smart CE, et al. Exercise management in type 1 diabetes: a consensus statement. Lancet Diabetes Endocrinol, 2017, 5(5): 377-390.

[50] Ramkissoon CM, Bertachi A, Beneyto A, et al. Detection and control of unannounced exercise in the artificial pancreas without additional pysiological signals. IEEE J Biomed Health Inform, 2020, 24(1): 259-267.

[51] Schiavon M, Dalla Man C, Kudva YC, et al. In silico optimization of basal insulin infusion rate during exercise: implication for artificial pancreas. J Diabetes Sci Technol, 2013, 7(6): 1461-1469.

[52] Mallad A, Hinshaw L, Schiavon M, et al. Exercise effects on postprandial glucose metabolism in type 1 diabetes: a triple-tracer approach. Am J Physiol Endocrinol Metab, 2015, 308(12): E1106-1115.

[53] Turner D, Luzio S, Gray BJ, et al. Algorithm that delivers an individualized rapid-acting insulin dose after morning resistance exercise counters post-exercise hyperglycaemia in people with type 1 diabetes. Diabet Med, 2016, 33(4): 506-510.

[54] Aronson R, Brown RE, Li A, et al. Optimal insulin correction factor in post-high-intensity exercise hyperglycemia in adults with type 1 diabetes: The FIT Study. Diabetes Care, 2019, 42(1): 10-16.

[55] Fahey AJ, Paramalingam N, Davey RJ, et al. The effect of a short sprint on postexercise whole-body glucose production and utilization rates in individuals with type 1 diabetes mellitus. J Clin Endocrinol Metab, 2012, 97(11): 4193-4200.

[56] Hanas R. 黄洁芝, 黄佳祥, 译. 甜蜜一生由自己: 1 型糖尿病病人自助全书. 沈阳: 辽宁科学技术出版社, 2012: 164.

[57] 中国医师协会内分泌代谢科医师分会, 中华医学会内分泌学分会, 中华医学会糖尿病学分会. 中国胰岛素泵治疗指南 (2014 版). 糖尿病临床, 2014, 8(8): 353-359.

[58] 中华医学会妇产科学分会产科学组, 中华医学会围产医学分会妊娠合并糖尿病协助组. 妊娠合并糖尿病诊治指南 (2014). 中华妇产科杂志, 2014, 49(8): 561-569.

[59] Chehregosha H, Khamseh ME, Malek M, et al. A view beyond HbA1c: role of continuous glucose monitoring. Diabetes Ther, 2019, 10(3): 853-863.

[60] Condren M, Sabet S, Chalmers LJ, et al. Technology for augmenting type 1 diabetes mellitus management. J Pediatr Pharmacol Ther, 2019, 24(2): 99-106.

[61] Battelino T, Danne T, BergenstalRM, et al. Clinical targets for continuous glucose monitoring data interpretation: recommendations from the international consensus on time in range. Diabetes Care,

2019, 42(8): 1593-1603.

[62] Danne T, Nimri R, Battelino T, et al. International consensus on use of continuous glucose monitoring. Diabetes Care, 2017, 40(12): 1631-1640.

[63] Kudva YC, Ahmann AJ, Bergenstal RM, et al. Approach to using trend arrows in the freeStyle libre flash glucose monitoring systems in adults. J Endocr Soc, 2018, 2(12): 1320-1337.

[64] 郑逸如. 从心理层面看如何协助病友与糖尿病共同生活. 台湾糖尿病卫教学会六月会讯. 2012.

[65] American Diabetes Association. Children and adolescents: standards of medical care in diabetes-2019. Diabetes Care, 2019, 42(Suppl 1): S148-S164.

[66] Chiang JL, Maahs DM, Garvey KC, et al. Type 1 diabetes in children and adolescents: a position statement by the American Diabetes Association. Diabetes Care, 2018, 41(9): 2026-2044.

[67] Silverstein J, Klingensmith G, Copeland K, et al. Care of children and adolescents with type 1 diabetes: a statement of the American Diabetes Association. Diabetes Care, 2005, 28(1), 186-212.

[68] Young-Hyman D, de Groot M, Hill-Briggs F, et al. Psychosocial care for people with diabetes: a position statement of the American Diabetes Association. Diabetes Care, 2016, 39(12): 2126-2140.

[69] Tsiouli E, Alexopoulos EC, Stefanaki C, et al. Effects of diabetes-related family stress on glycemic control in young patients with type 1 diabetes Systematic review. Can Fam Physician, 2013, 59(2), 143-149.

[70] Radcliff Z, Weaver P, Chen R, et al. The role of authoritative parenting in adolescent type 1 diabetes management. Journal of Pediatric Psychology, 2018, 43(2), 185-194.

[71] Delamater AM, de Wi M, McDarby V, et al. ISPAD clinical practice consensus guidelines 2018: psychological care of children and adolescents with type 1 diabetes. Pediatric Diabetes October, 2018, 19(Suppl 27): 237-249.

[72] American Psychiatric Association. DSM-5 精神疾病诊断准则手册. 台湾精神医学会, 译. 台北: 合记图书出版社, 2014.

[73] Edraki M, Rambod M, Molazem Z. The effect of coping skills training on depression, anxiety, stress, and self-efficacy in adolescents with diabetes: a randomized controlled trial. Int J Community Based Nurs Midwifery, 2018, 6(4), 324-333.

[74] Tran V, Wiebe DJ, Fortenberry KT, et al. Benefit finding, affective reactions to diabetes stress, and diabetes management among early adolescents. Health Psychol, 2011, 30(2): 212-219.

[75] Luyckx K, Ramsey MA, Kelly CS, et al. Brief report: benefit finding and identity processes in type 1 diabetes: prospective associations throughout adolescence. Journal of Adolescence, 2016, 49: 47-50.

[76] Hobfoll SE, Watson P, Bell CC, et al. Five essential elements of immediate and mid-term mass trauma intervention: empirical evidence. Psychiatry, 2007, 70(4): 283-315.